I0067279

ÉTUDE

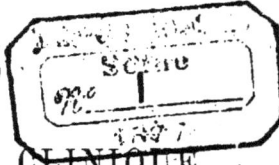

PHYSIOLOGIQUE ET CLINIQUE

DE

L'EAU DE VICHY

PAR LE

Docteur LUGAGNE

MÉDECIN CONSULTANT A VICHY

PREMIER FASCICULE

PARIS

LIBRAIRIE GERMER BAILLIÈRE ET Cie

8, PLACE DE L'ODÉON, 8

1877

e 163
)

ÉTUDE

PHYSIOLOGIQUE ET CLINIQUE

DE

L'EAU DE VICHY

IIc 163
1978 (4)

BOULOGNE (SEINE). — IMPRIMERIE JULES BOYER.

ÉTUDE

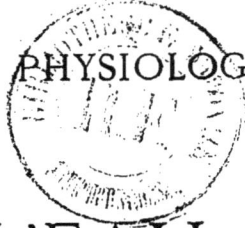

PHYSIOLOGIQUE ET CLINIQUE

DE

L'EAU DE VICHY

PAR LE

Docteur LUGAGNE

MÉDECIN CONSULTANT A VICHY

PREMIER FASCICULE

PARIS

GERMER BAILLIÈRE ET Cⁱᵉ

8, PLACE DE L'ODÉON, 8

1877

INTRODUCTION

I

Les travaux inspirés par la médication thermale de Vichy ne manquent certainement pas, et ils marquent dans la littérature thermo-médicale par leur valeur.

Aussi, désirant entreprendre un travail d'ensemble sur les eaux de Vichy et leurs applications thérapeutiques, avons-nous cru nécessaire de légitimer, par quelques considératio ns préliminaires, les raisons qui nous ont guidé dans cette étude.

« La thérapeutique thermale, a dit M. Durand-« Fardel (1), doit se traiter comme le reste de la « thérapeutique, soumise aux mêmes principes, « offrant les mêmes ressources, réclamant la même « attention et les mêmes procédés d'analyse. »

Nous partageons absolument cette manière de voir, et c'est pourquoi nous croyons qu'il est utile d'exposer ce que nous entendons par *médicament*.

Pour nous, nous pensons que la maladie ne crée rien de nouveau dans l'organisme, qu'elle n'y introduit

(1) Durand-Fardel. *Traité des eaux minérales*, p. 234.

rien d'étranger, qu'il n'y a qu'une différence de degré entre l'homme malade et l'homme sain, et que cette différence existe tout entière dans la perturbation des fonctions physiologiques. Rien ne se crée, disons-nous, et les éléments histologiques qui se produisent alors ont tous leurs analogues dans l'organisme sain.

Nous n'admettons donc pas de médication spécifique, et avec notre maître, M. le professeur Sée, nous appelons *médicament* : « toute substance, tout « agent chimique ou physique qui, par son intro-« duction dans le sang ou par son action extérieure, « a pour effet de modifier les fonctions des organes « et la nutrition des éléments anatomiques. »

Pour le dire en un mot, nous avons tenté d'appliquer à l'eau de Vichy la méthode expérimentale qui, sous l'impulsion de Cl. Bernard a donné, déjà de si beaux résultats, et à laquelle nous avons été initié par notre cher et illustre maître, le professeur G. Sée.

Nous considérerons donc l'eau de Vichy comme un médicament ; nous l'étudierons, comme on étudie toute autre substance, le sulfate de quinine, par exemple, et nous chercherons son mode d'action sur les fonctions de nos organes et sur la nutrition des éléments anatomiques.

Si, dans l'eau de Vichy, on peut, à juste titre, selon nous, invoquer l'importance de certaines substances telles que le fer et l'arsenic, il n'en est pas moins certain que l'action principale, dominante, est due au bicarbonate de soude. Étudier l'eau de Vichy, c'est donc faire l'histoire des alcalins.

En poursuivant cette étude, nous pensons pouvoir

rendre plus saisissables, plus claires, les indications et les contre-indications de l'eau de Vichy. Nous espérons expliquer aussi bien des contradictions et bien des préventions qui arrêtent souvent le praticien, pour conseiller le traitement thermal de Vichy.

Il est bien certain, toutefois, que la question de l'action physiologique des alcalins présente encore des obscurités et des lacunes ; mais néanmoins la suite de ce travail montrera peut-être que le médecin peut trouver, dans les travaux de la physiologie expérimentale, une base pour asseoir son opinion sur l'action du médicament qui nous occupe.

Au reste, il est bon de résumer ainsi l'état de la science sur une question et de marquer, comme par un jalon, le chemin parcouru et l'horizon qui reste encore à explorer, dans l'intérêt de la science et des malades.

Nous pensons qu'il est utile, avant d'entrer dans cette étude, d'examiner brièvement les opinions qui ont prévalu jusqu'à ce jour sur le traitement thermal, à Vichy.

II

Les eaux de Vichy ont eu la mauvaise fortune d'être louées sans mesure, prônées sans raison, dans des cas où il aurait certainement mieux valu s'en abstenir, en même temps qu'elles étaient attaquées

Historique.

par des autorités médicales, quelquefois considérables, soit au nom de la science pure, soit, paraît-il, sous l'influence de considérations qui n'avaient de médical et de scientifique que l'apparence.

Ces attaques prirent d'abord leur source dans la pratique de certains médecins de Vichy et dans la façon, au moins téméraire, dont ils appliquaient la médication thermale, animés, du reste, par la plus entière bonne foi et soutenus par des théories que le monde médical avait presque entièrement adoptées.

Tout d'abord l'empirisme présida à l'administration des eaux de Vichy. Il en devait être ainsi. On cherchait à agir sur l'action vitale et le médicament excitait cette action.

Il est certain que les premiers médecins de Vichy ne devaient pas être bien engagés par cette théorie et qu'elle laissait, au moins, un champ très-vaste à la saine observation clinique.

Prunelle.

Le Dr Prunelle, qui n'a malheureusement pas consigné le résultat de sa longue pratique, a été le plus remarquable des représentants de l'école qu'on pourrait appeler, à juste titre, l'*école clinique*.

et son école.

Mais, à côté des praticiens qui s'en tenaient à la stricte observation des faits, Vichy a compté un homme dont la hardiesse thérapeutique a fait un instant de cette station un véritable champ de bataille, où les combattants étaient représentés par des buveurs à outrance, conduits par le Dr Petit, qui n'admettaient pas de transaction et buvaient quand même, jusqu'à y perdre, sinon la vie, du moins quelquefois la santé, et, dans l'autre camp, par des

gens plus avisés qui consentaient à modérer leur
ardeur au grand bénéfice de leur santé et qui se
rangeaient sous la bannière du Dr Prunelle.

C'était, en effet, une théorie bien séduisante que
celle du Dr Petit! Dans cette doctrine exclusivement
chimique, on ne voyait qu'une chose dans la goutte :
un acide dans le sang, dans les humeurs, dans les
sécrétions, et pour remède, une neutralisation de cet
acide par les principes alcalins de l'eau de Vichy.

Poursuivre l'acide jusque dans ses derniers re-
tranchements et obtenir que la réaction des humeurs
devienne alcaline, tel était le but que l'on se propo-
sait. Alors, plus besoin de chercher des contre-indications. Ainsi, pour Petit, on peut faire abstraction
des distinctions établies par les auteurs, en goutte
aiguë, chronique, régulière, vague, mobile, nerveuse,
interne, viscérale. Tout cela est sans importance.
L'eau de Vichy est encore utile, qu'une attaque fût
imminente, ou eût déjà commencé à se développer.
La fièvre n'était pas une contre-indication, et les
goutteux étaient soumis à des doses que Petit quali-
fiait de *modérées*, et qui étaient d'abord de 6 à
8 verres, pour s'élever ensuite jusqu'à 20 et
25 verres, outre un bain d'eau minérale, par jour.

Un estimable médecin militaire, le Dr Barthez,
disait : « Les éléments de l'eau de Vichy agissent
« par une action mystérieuse sur le principe vital
« et chimiquement sur le sang, phénomènes démon-
« trés par les changements qui s'opèrent bientôt
« après dans l'organisme, et que nous signale la
« nature des sécrétions et des excrétions. »

C'était, on le voit, un mélange assez singulier de vitalisme et de chimie.

Pour Petit, les eaux de Vichy agissent dans les engorgements du foie et de la rate en dissolvant la fibrine et l'albumine; dans la gravelle, en dissolvant les pierres dans la vessie; enfin elles rendent la santé par leur action fluidifiante et dissolvante dans la cachexie paludéenne, dans les dyspepsies, dans la chlorose.

C'est sous l'empire des mêmes idées que le Dr Nicolas professe que l'eau de Vichy dissout les indurations des valvules cardiaques et l'hypertrophie du cœur.

Pour Barthez, les muscles subissent l'action dissolvante de l'eau de Vichy qui, par contre, respecte leur graisse; pour Petit, au contraire, cette même graisse est dissoute et saponifiée. — Rien ne donne mieux une idée des opinions des médecins de cette école que la façon dont Barthez est arrivé à ce dernier résultat. Il plongea dans de l'eau de Vichy (source des Célestins) et dans de l'eau ordinaire différents tissus animaux, et les y laissa séjourner quelques jours, et, de ces expériences comparatives, il tira des conclusions. Il croit devoir ajouter, il est vrai, que l'effet des eaux doit être, à circonstances égales, plus prononcé sur les parties mortes que sur les parties vivantes, à cause de la résistance qu'oppose la force vitale à l'action des agents extérieurs.

Il était facile, dans cette théorie, de se rendre compte du succès de la médication. Le papier de tournesol ou de curcuma devenait le juge, l'arbitre

souverain et toujours écouté. Le Dr Blondeau (1) a
tracé un tableau fort spirituel de ce qui se passait
alors à Vichy : « Aussi chaque matin, avant de pren-
« dre la quantité de verres qui leur est présentée, les
« malades croient-ils nécessaire de plonger dans
« leur vase de nuit un papier de tournesol légèrement
« rougi par un acide, et c'est de la teinte bleue que
« ce papier va acquérir, que viendra l'indication de la
« quantité plus ou moins grande d'eau à boire, sui-
« vant que cette coloration sera plus ou moins fai-
« ble. Dans un système aussi facile, le médecin n'a
« rigoureusement rien à voir dans le traitement par
« les eaux alcalines ; le malade n'a plus besoin de lui
« pour diriger sa médication, et c'est peut-être la
« raison qui a fait adopter avec un si grand enthou-
« siasme, à Vichy, cette *médecine des petits pa-*
« *piers*, comme l'appelle M. le Dr Prunelle. »

Un autre médecin de Vichy, le Dr Durand (de Lu-
nel), poussant l'éclectisme plus loin encore que Barthez, admet que l'eau de Vichy agit comme excitant,
et en cela il est vitaliste, puis aussi en neutralisant
les « sucs acides », en amenant la résolution des
dépôts fibrineux ou albumino-fibrineux, la diminution
de l'obésité, et il se montre alors le disciple de Petit
et de l'école chimique ; mais il reconnaît aussi une
action tonique dont il trouve l'explication dans la
présence du fer et de l'arsenic contenus dans certaines sources.

Il est certain que la doctrine de Petit conduisait   La réaction.
à un abus de la médication alcaline et légitimait,

_____

(1) L. Blondeau. *Thèse de Paris.* 1851.

jusqu'à un certain point, l'opposition que lui firent Magendie, Trousseau et d'autres encore.

Quand on croyait trouver dans le défaut d'alcalinité du sang la cause du diabète, et que la théorie de Mialhe était généralement admise, on comprenait l'ardeur de l'école chimique ; mais, alors que les expériences de Cl. Bernard, de Lehmann, de Poggiale, de Schiff, vinrent renverser cette théorie, on put croire que son renversement atteindrait la médication alcaline. — Il n'en fut rien. — L'eau de Vichy est utile en dépit des théories, et on peut dire que MM. Mialhe et Bouchardat « ont obéi à une vé- « ritable intuition thérapeutique en en vulgarisant « les applications (Durand-Fardel). »

Au reste, l'exagération de l'école de Petit a certainement été égalée par les adversaires de l'eau de Vichy. Petit, nous l'avons vu, arrivait à prescrire des doses énormes d'eau en boisson et en bains ; aussi est-ce à l'abus des alcalins que la réaction s'est attachée ; c'est en agitant le spectre de la *cachexie alcaline* qu'on a combattu l'emploi méthodique des eaux de Vichy.

Le Dr Blondeau (1) a eu surtout pour objectif les malades qui forcent les doses, ceux qui font la *médecine des petits papiers,* malades qui, pour la plupart, de l'aveu même de l'auteur, se passent de médecin. Remarquons encore que le Dr Blondeau écrivait en 1851, sous le coup de l'influence de la doctrine de Petit, et qu'à l'heure actuelle il serait difficile de trouver à Vichy un médecin qui suive ces errements.

(1) *Loc. cit.*

Cependant, ses adversaires n'en tiennent pas compte
ou paraissent n'en pas tenir compte. Ainsi le Dr Rabuteau (1) cite l'exemple d'un chimiste qui, envoyé à
Vichy pour se traiter de la diathèse urique, dont il
était affecté, faillit payer de sa vie son séjour, et ne
dut le rétablissement de sa santé qu'à sa bonne con-
stitution. Il est vrai qu'il but de l'eau alcaline « en
« véritable et fervent chimiste. » Pour nous, ce chimiste avait mal placé sa ferveur, mais cela ne prouve
rien contre l'efficacité du médicament. L'alcool est un
très-bon médicament, mais c'est entrer dans le do-
maine des Sociétés de tempérance que d'en exagérer
la dose. Il en est de même de tous les médicaments.
Il est évident qu'il y a une limite qu'il ne faut pas
franchir dans leur administration, et que les malades,
même les chimistes, ne peuvent se passer des conseils
des médecins.

On connaît la passion avec laquelle Trousseau at-
taqua Vichy : « A qui ferait-on croire aujourd'hui,
« dit excellemment le d^r Sénac (2), que l'illustre pro-
« fesseur de thérapeutique voyait chaque année,
« *par centaines*, des malades chez lesquels le traite-
« ment à Vichy avait déterminé de l'anémie ? »

Le professeur Hirtz (3), qui se montre parfois très-
sévère sur l'usage des alcalins et des eaux minérales
alcalines, en arrive à espérer que l'appel fait à la mo-

_____

(1) Rabuteau. *Éléments de thérapeutique*, 2e édition, Paris,
1875.

(2) *Du traitement des coliques hépatiques*, Paris, 1870.

(3) Hirtz. *Nouveau Dictionnaire de méd. et de chirurgie pratiques*, t. Ier, Paris, 1864, art. : *Alcalins*.

dération par d'éminents physiologistes (Magendie), et par d'illustres cliniciens (Trousseau), finira par être entendu.

Il eût certainement été désirable que l'exemple de la modération vînt de si haut lieu, et, malgré tout le respect que nous inspire le savant professeur de Nancy, nous ne pouvons nous empêcher de regretter ses conclusions absolues sur le diabète, par exemple. Pour lui, en effet, « ni les thermes alcalins, ni « l'usage continu du carbonate de soude ne modi- « fient la glucosurie. » Il s'appuie sur un travail de Griesinger, fait à la clinique de Tubingue, où la médication alcaline, essayée successivement avec le régime classique et le régime féculent, a donné pour conclusion l'absence totale d'influence thérapeu- tique du bicarbonate sodique.

Pour notre part, nous croyons simplement que ces distingués observateurs ont appliqué le traitement alcalin dans des cas où il ne convenait pas, et n'ont pas obtenu de résultats, parce qu'ils n'en pouvaient obtenir. Il y a là, comme dans toutes les maladies et dans tous les traitements, des indications et des contre-indications. C'est au médecin de les saisir, et, comme le dit le professeur G. Sée, il n'y a pas plus de médication spécifique du diabète que de la syphi- lis ou de la scrofule.

D'après ces attaques, il semble que les médecins de Vichy en soient toujours au point ou en étaient Petit et ses disciples, il semble encore qu'on ignore les travaux récents et la pratique actuelle des clini- ciens de notre station thermale. Cependant il suffit

de parcourir le chapitre que le Dr Durand-Fardel (1)
consacre à la médication alcaline dans le diabète
pour se convaincre, en effet, que l'appel fait à la
modération avait été depuis longtemps entendu, et
qu'il y avait des contre-indications bien connues des
médecins de Vichy.

A côté de ce témoignage d'un des médecins les
plus éminents de Vichy, nous placerons l'opinion du
Dr Brouardel (2) : « Presque tous les médecins,
« dit-il, reconnaissent la valeur du traitement alca-
« lin dans le diabète. Quelques-uns de ceux qui, au
« début, s'en étaient montrés les adversaires déclarés,
« ajoutent maintenant à leur traitement l'usage des
« préparations alcalines. »

Pour porter la conviction dans l'esprit du lecteur,
il nous suffira de poursuivre l'examen des opinions
et de la pratique actuelle des médecins de Vichy,
sur quelques cas en particulier.

L'école actuelle procède de Prunelle, et a, défini-   Durand-Fardel.
tivement, rompu avec l'exagération de Petit. L'observation clinique a repris ses droits, et, c'est
pourquoi l'on envoie toujours à Vichy les diabétiques
et les goutteux.

Dans *les applications spéciales* de la médication
thermale de Vichy, M. Durand-Fardel range les
affections du foie, la gravelle urique, la goutte et
les engorgements abdominaux. Dans les *applications*

(1) Durand-Fardel. *Traité pratique et thérapeutique du diabète*, Paris, 1869.
(2) Brouardel. *Des diverses médications du diabète*, Paris,
1869.

communes, les dyspepsies, le diabète, le catarrhe urinaire, et, dans les *applications secondaires*, le rhumatisme, la métrite chronique, les maladies de la peau.

Or, dans toutes ces affections, M. Durand-Fardel arrive à cette conclusion que l'eau de Vichy ne soulage ou ne guérit qu'en modifiant la nutrition. Citons quelques exemples : Dans les maladies du foie, « les *effets primitifs* du traitement s'exercent surtout « sur les conditions générales de la santé et sur les « fonctions digestives, ou demeurent, dans un grand « nombre de cas, inappréciables. Ce n'est, en effet, « que consécutivement, soit à la fin du traitement, « soit même après un laps de temps notable écoulé « que l'organe malade lui-même paraît subir à son « tour l'influence du traitement. »

Quant à la goutte, s'il y a excès d'acide urique dans le sang, ce n'est pas là la cause de la maladie, et chercher à neutraliser cet acide n'est pas s'attaquer à la maladie elle-même. Si l'eau de Vichy était le spécifique de la goutte, elle réussirait toujours ; or, l'eau de Vichy améliore certains goutteux, et n'en guérit radicalement aucun. En effet, la cause de la goutte réside dans une altération de la nutrition, peut-être pourrait-on dire « une erreur de l'as-« similation. » Ce désordre porte surtout sur l'assimilation des éléments azotés. « Or , dit l'auteur que « nous citons, un des effets les plus manifestes des « eaux de Vichy *convenablement* prises, et adaptées « au sujet, est de régulariser les fonctions digestives, « cutanées et urinaires, et de leur imprimer une ac-« tivité toute particulière, et, par suite, directement

« ou indirectement, les eaux de Vichy tendent à
« maintenir l'intégrité des phénomènes intimes de
« la nutrition. »

Dans la gravelle urique, l'opinion du D' Durand-
Fardel n'est guère favorable à Vichy. L'eau minérale
ne dissout pas les calculs, mais seulement le mucus
qui en réunit les éléments. « L'eau seule, dit-il, agi-
« rait de même. »

Notons encore son opinion à l'égard des maladies
de l'utérus. Il conclut que le traitement thermal ne
paraît exercer qu'une très-faible action sur les alté-
rations de l'utérus lui-même, mais qu'il a une influence considérable sur le rétablissement de la santé
générale.

On voit que le docteur Durand-Fardel est bien loin
de l'action neutralisante, fluidifiante, dissolvante de
l'eau de Vichy. Il invoque donc surtout une action
spéciale sur la nutrition, et, dans son travail remarquable sur le diabète, il range les alcalins parmi les
médicaments *de l'assimilation.*

Les alcalins sont donc des modificateurs de la nutrition ; aussi M. Durand-Fardel ne recule-t-il pas à
prescrire l'eau de Vichy dans la chlorose et l'anémie,
sans être, toutefois, aussi absolu que Petit qui disait :
« Il est peu d'affections contre lesquelles les eaux de
« Vichy aient un effet plus salutaire que contre la
« chlorose. » Cependant la tuberculose pulmonaire
est une contre-indication du traitement thermal du
diabète. — Pour M. Sénac, au contraire, le traitement alcalin de Vichy ne paraît avoir aucune influence sur la marche de la tuberculisation dans ce

cas, et il a· vu que, quand le sucre diminuait, la tuberculisation s'arrêtait.

Dans son savant traité des coliques hépatiques, M. Sénac admet que le traitement thermal de Vichy agit d'une manière très-sensible sur toutes les manifestations arthritiques. Quelquefois le traitement fait disparaître, pour un temps plus ou moins long, les accidents de la diathèse, quelquefois encore on voit survenir des phénomènes critiques.

Cependant cet auteur ne saurait admettre là une action spécifique. Il ne croit pas, comme M. Bazin, que les alcalins soient le spécifique de l'arthritis,. comme le mercure de la syphilis et l'iode de la scrofule. « Il est probable, dit-il, que le traitement thermal, à « Vichy, agit en plaçant l'organisme dans des condi- « tions défavorables aux progrès de la diathèse. » Enfin, il pense que l'eau de Vichy décongestionne les organes malades. « Comment cet effet s'obtient-il? « Y a-t-il modification du sang? Quelle est cette « modification et comment se produit-elle? Le sys- « tème nerveux est-il impressionné par le médica- « ment? ou n'est-ce qu'à un effet tonique qu'est dû « le résultat obtenu? »

Pour le Dr Willemin (1), comme pour Durande, certains médicaments agissent en dissolvant les calculs biliaires dans la vésicule ; l'eau de Vichy est du nombre. M. Willemin a observé un malade chez lequel on sentait nettement des calculs contenus dans la vésicule biliaire. Après un traitement à Vichy, les

---

(1) Willemin. *Des coliques hépatiques et de leur traitement par l'eau de Vichy*, Paris, 1862.

calculs avaient disparu, bien que la vésicule soit toujours perceptible à la palpation.

« Le médicament introduit par la circulation dans
« le sang et dans tous les organes a dissous les
« concrétions, ou celles-ci sont sorties de la vési-
« cule, sans un de ces efforts violents qui accompa-
« gnent d'ordinaire leur expulsion. Il faut supposer,
« ajoute-t-il, que les concrétions avaient été dis-
« soutes et rendues friables par leur séjour au milieu
« d'une bile modifiée. »

Cependant M. Willemin ne croit pas que les choses se passent toujours ainsi : si une cure alcaline amenait toujours la dissociation des éléments d'un calcul, on ne verrait pas fréquemment des crises éclater, soit pendant la cure, soit immédiatement après, crises aussi violentes parfois que celles qui précèdent l'emploi des eaux.

L'eau de Vichy peut donc dissoudre des calculs, comme l'expérience clinique le prouve, et, de plus, agit en déterminant l'évacuation des concrétions intactes, par son action sur les canaux biliaires.

M. Willemin, on le voit, est moins loin de Petit que M. Durand-Fardel et M. Sénac, et nous en trouvons encore la preuve dans son explication de l'action des eaux de Vichy sur les maladies chroniques de l'utérus. « Le premier effet des eaux, dit-il, a toujours
« été de diminuer ou de faire disparaître l'engorge-
« ment, même quand celui-ci dépendait d'une métrite
« chronique. »

Outre leur *action résolutive locale*, les eaux de Vichy ont sur l'économie une action générale ; c'est par ce dernier mode d'action que ce traitement a pu

produire la guérison de malades dont la déviation
utérine n'était liée à aucun engorgement appréciable
de la matrice.

« Les eaux de Vichy ont en outre, dit encore
« M. Willemin, l'avantage de combattre efficacement,
« d'une part, les accidents dyspeptiques souvent liés
« aux affections chroniques de l'utérus, et, de l'au-
« tre, la gravelle urique, qui en est une complication
« assez fréquente. »

Nous avons cru devoir, dans ce court exposé historique, examiner les opinions des hommes les plus
compétents et les plus autorisés sur la médication
qui nous occupe, sans y mêler notre appréciation.

Nous croyons avoir suffisamment démontré, pour
tout lecteur impartial que la modération est maintenant du côté des défenseurs de Vichy.

Il en résulte aussi qu'à l'heure actuelle, on semble
attribuer à l'eau de Vichy une action presque exclusive sur la nutrition. Mais cette action, quelle est-
elle ?

L'opinion de Petit ne reposait-elle sur rien d'exact
et n'a-t-on pas été trop loin dans la réaction contre
l'école chimique ?

Nous allons chercher dans l'étude physiologique
des alcalins si nous ne pouvons trouver la réponse
à ces questions.

ÉTUDE

PHYSIOLOGIQUE ET CLINIQUE

DE

L'EAU DE VICHY

CHAPITRE PREMIER

ACTION PHYSIOLOGIQUE DES ALCALINS ET DE L'EAU DE VICHY

Pour connaître un médicament et se faire une idée exacte des règles qui doivent présider à son application à l'homme malade, il faut étudier :

1° La composition chimique de cette substance ;

2° Sa présence normale dans l'organisme sain et son rôle ;

3° Les modifications qu'elle subit dans son passage dans l'économie, c'est-à-dire, son absorption et son élimination ;

4° Les modifications physico-chimiques ou fonctionnelles qu'elle fait subir à l'organisme.

!2

Toutes ces données établies, l'observation clinique indiquera dans quelles circonstances, dans quels états morbides, cette substance pourra être utilement employée.

Telle est la marche que nous suivrons pour étudier les eaux de Vichy, c'est-à-dire les alcalins sodiques.

Nous étudierons parallèlement le bicarbonate et l'eau de Vichy ; les notions que nous possédons sur les alcalins sodiques peuvent s'appliquer à l'eau de Vichy ; mais nous ferons remarquer, et ultérieurement nous insisterons sur ce point, que la médication thermale puise dans certaines circonstances intrinsèques et extrinsèques des différences d'action que la clinique a démontrées.

Les notions physiologiques que nous exposerons sont toutes applicables à la médication thermale, il est vrai ; mais il y a des degrés, dans l'intensité de l'action pharmaco-dynamique, qui sont dus à la complexité de la composition, à la thermalité et au milieu hygiénique dans lequel vivent les malades à Vichy.

I

COMPOSITION CHIMIQUE DES EAUX DE VICHY. THERMALITÉ

Les eaux de Vichy peuvent être considérées comme le type le plus parfait des eaux bicarbonatées sodiques.

Si d'autres eaux minérales contiennent autant

ou plus de bicarbonate sodique, il n'en est pas qui contiennent aussi peu d'autres principes, par rapport au sel alcalin. A la différence des sources de Vals, qui sont froides, les sources de Vichy sont chaudes, et cette condition est évidemment d'une grande importance dans l'étude de leurs applications.

Nous donnons le résultat de l'analyse de M. Bouquet, dont le travail fait autorité dans la science à cet égard.

	GRANDE-GRILLE	HÔPITAL	CÉLESTINS	LARDY	MESDAMES	HAUTERIVE
	gr.	gr.	gr.	gr.	gr.	gr.
Acide carbonique dissous. . .	0.908	1.067	1.049	1.750	1.908	2.183
Bicarbonate de soude.	4.883	5.029	5.103	4.910	4.016	4.587
— de potasse	0.352	0.410	0.315	0.527	0.189	0.189
— de magnésie . . .	0.303	0.200	0.328	0.238	0.425	0.501
— de strontiane. . .	0.003	0.005	0.005	0.005	0.003	0.003
— de chaux	0.134	0.570	0.462	0.710	0.604	0.432
— de protoxide de fer	0.004	0.004	0.004	0.028	0.026	0.017
— de manganèse . .	traces.	traces.	traces.	traces.	traces.	traces.
Sulfate de soude	0.291	0.291	0.291	0.314	0.250	0.291
Phosphaté de soude	0.130	0.446	0.091	0.081	traces.	0.046
Arséniate de soude	0.002	0.002	0.002	0.003	0.003	0.002
Borate de soude	traces.	traces.	traces.	traces.	traces.	traces.
Chlorure de calcium	0.534	0.518	0.534	0.534	0.355	0.534
Silice	0.070	0.050	0.060	0.065	0.032	0.071
Matière organique bitumineuse.	traces.	traces.	traces.	traces.	traces.	traces.
TOTAUX	7.944	8.222	8.244	9.165	7.811	8.956

Il résulte de ce tableau que, si un malade absorbe 10 litres d'eau minérale par jour, ce qui s'est vu à Vichy, il ingère les quantités suivantes de substances salines :

Célestins

Bicarbonate de soude. . . . . 51^{gr} 00

—   de potasse. 3. 15

— de magnésie	3. 28
— de chaux	4. 62
— de protoxyde de fer	0. 04
Sulfate de soude	0. 91
Phosphate de soude	0. 91
Chlorure sodium	5. 54
Arséniate de soude	0. 02

Nous avons présenté ce tableau pour bien montrer la complexité de composition de l'eau de Vichy, complexité qui s'accuse à de si hautes doses. Dans ces proportions, le médicament peut être nuisible, et cela n'est pas surprenant. Mais nous verrons, par la suite, que l'organisme a pu, dans certaines circonstances, supporter de si hautes doses, sans inconvénient.

Pour M. Bouquet, dans les eaux minérales bicarbonatées sodiques dont Vichy est le type, toutes les bases se combinent à l'acide carbonique et tous les acides à la soude.

« Il est probable dit M. Durand-Fardel que les « eaux bicarbonatées sodiques contiennent toutes « du fer et de l'arsenic. »

M. Bouquet n'admet pas dans l'eau de Vichy la présence de l'iode, admise par O. Henry, Chevallier, Lefort, Chatin et Leconte.

D'après les analyses récentes de M. de Gouvenain, l'iode y serait en minime quantité, mais on y constaterait la présence du brome.

L'arsenic est relativement très-abondant à la Grande-Grille.

THERMALITÉ

Puits carré (usage externe)	43°. 60
Puits Chomel (usage interne), ...	43°. 60
Grande-Grille.	42°. 50
Lucas.	28°. 50
Hôpital	31°. 70
Célestins (usage externe).	14°. 30
Nouvelle source des Célestins (usage interne).	15°. 20
Source du parc.	22°. 00
Source de Mesdames.	17°. 00
Source Lardy. . ·	23°. 90

II

DE LA PRÉSENCE DES ALCALINS DANS L'ÉCONOMIE ET DE LEUR RÔLE

Les sels alcalins à base de soude et de potasse sont très-inégalement répartis dans l'organisme. Il existe une sorte d'antagonisme dans leur répartition, comme dans leur action physiologique. Lehmann (1) dit que l'acide lactique libre et les phosphates acides, dont la présence dans l'organisme semble tenir moins aux fonctions particulières des organes qu'aux fibres

(1) *Chimie physiologique animale*, trad. française, 1855.

musculaires qui s'y rencontrent, sont toujours accompagnés de sels de potasse, tandis que, dans le sérum, ce sont les sels de soude qui prédominent. — Cet auteur admet que cette différence dans les réactions des liquides nourriciers de l'économie et de la plupart des sucs qui imprègnent les tissus sont dus à des causes physiques et en particulier à la diffusion ; et de fait, les équivalents des sels de soude et de potasse sont différents.

Cette sorte d'antagonisme se rencontre dans la nature ; le sodium se trouve surtout dans les mers et les plantes marines, le potassium dans le sol et les plantes terrestres.

Dans l'organisme humain la proportion totale de sodium l'emporte de beaucoup sur celle du potassium.

Les sels de potasse se rencontrent surtout dans les muscles et dans les globules sanguins (Lehmann, Schmidt), tandis que la soude est surtout contenue dans le plasma.

Ainsi, d'après les analyses de Lehmann, les globules sanguins de l'homme contiennent 3,328 de potassium et seulement 1,052 de sodium, tandis que le sérum contient 3,341 de sodium pour 0,403 de potassium sur 1,000.

Mais nous avons dit aussi qu'il y avait antagonisme entre l'action physiologique des sels de ces deux métaux. Ainsi nous voyons que Grandeau a pu injecter dans les veines d'un chien environ 7 grammes de carbonate de soude, sans produire d'effets immédiats sensibles, tandis que la mort survenait chez l'animal après l'injection de 1 gr. 5 de carbonate de potasse.

Les sels de potasse agissent en effet sur la contrac-
tilité musculaire qu'ils diminuent ou abolissent.
Déjà, dans ses cours de thérapeutique faits à la Faculté, notre maître, le professeur Germain Sée, avait
établi le fait et rangé les sels de potasse à côté de la
vératrine. — Les recherches de Cl. Bernard, de
Grandeau, de Pélikan, de Podcopaw et Goodmann,
ne laissent aucun doute sur cette action. — Enfin
les expériences de Kemmerich et de Bungé (1), faites
en ingérant de fortes doses d'extraits de viande, ont
montré le ralentissement de la circulation, et chez les
animaux la diminution de la fréquence et de l'éner-
gie des contractions cardiaques, et enfin l'arrêt de la
respiration précédant la paralysie cardiaque.

Il est loin d'en être de même des sels de soude.

Le plasma sanguin doit sa richesse en soude aux
chlorure, carbonate et phosphate de ce métal.

Le carbonate de soude se rencontre encore dans
la salive, la lymphe, le chyle, les sucs intestinaux,
les transsudations.

Examinons-donc le rôle de ce sel dans le sang. —
Le sérum contient, avons-nous dit, presque tous les
sels de soude contenus dans le sang; or le sérum
exerce sur l'acide carbonique une action à la fois
dissolvante et chimique, et cette action, il la doit aux
carbonate et biphosphate de soude. D'après les expériences de Fernet (2), confirmées par celles de

---

(1) Th. Köhler.

(2) Fernet. *Note sur la solubilité des gaz dans les dissolutions
salines, pour servir à la théorie de la respiration.* (Comptes
rendus de l'Académie des sciences, 1855, t. XLI, et thèse de la
Faculté des sciences de Paris, 1858, n° 210.)

Lothard Meyer (1), la présence de ces deux sels augmente *de moitié* le pouvoir absorbant du sang pour l'acide carbonique. — Le carbonate de soude joue donc dans le sang le rôle de véhicule de l'acide carbonique qu'il transporte des vaisseaux capillaires de l'organisme dans le poumon, et c'est par une action chimique que se manifeste cette influence.

Un accroissement ou une diminution dans la quantité de ces deux sels (variations observées dans les recherches de pathologie ou de physiologie comparée) détermine soit un accroissement, soit une diminution dans le pouvoir absorbant total du sérum pour l'acide carbonique, et, par conséquent, dans la rapidité avec laquelle ce gaz est transmis de la trame organique de nos tissus à l'air extérieur par l'intermédiaire du sang.

Le fait est d'autant plus important, dit le professeur Ch. Robin (2), que « toutes les fois que l'acide « carbonique s'accumule en trop grande quantité, « la désassimilation des autres principes est trou-« blée et il en résulte une altération nutritive géné-« rale. »

Quant au rôle des sels alcalins du plasma, vis-à-vis de l'oxygène, il paraît moins important, ou même tout à fait nul. Toutefois, les recherches de Fernet semblent établir que leur présence amenait toujours un petit accroissement du pouvoir absorbant du sang pour l'oxygène ; mais Ludwig attribue le

---

(1) Lothard Meyer. *Die Gase des Blutes, inaugural Dissertation*, Göttingen, 1857.

(2) Ch. Robin. *Leçons sur les humeurs*, Paris, 1867.

résultat obtenu par Fernet à ce que le sérum n'avait pas été séparé entièrement de ses globules.

Ainsi donc, c'est aux alcalins sodiques que le plasma sanguin doit la propriété de fixer l'acide carbonique, tandis que seuls les globules absorbent l'oxygène. Tel est l'antagonisme fonctionnel des deux parties du sang (1).

On admet encore que les alcalins sont indispensables à la vie par leur action sur les processus d'endosmose et d'exosmose. Nous invoquerons plus tard ces propriétés pour expliquer certains faits de l'histoire physiologique des alcalins.

Enfin, les expériences de Magnus, de Chevreul, ont montré l'influence des alcalins sur la combustion des matières organiques. « On peut, en effet, « affirmer avec exactitude que les alcalins, dans les « conditions où ils se trouvent placés dans le sang « en circulation, doivent exercer une action oxy- « dante sur un certain nombre de matières orga- « niques (2). » On sait, en effet, que certains acides organiques unis à des alcalins absorbent très-rapidement l'oxygène et se décomposent.

Si l'on injecte directement dans le sang des lactates, tartrates, acétates alcalins, ceux-ci s'oxydent rapidement aux dépens de l'oxygène du sang et, en brûlant, se convertissent en carbonate (Wohler).

Tout le monde connaît la facile réduction de

(1) G. Sée. *Leçons de pathologie expérimentale* (p. 108 et suivantes).

(2) Lehmann. *Chimie physiologique.*

l'oxyde de cuivre par le sucre, en présence d'une solution alcaline, et le parti qu'on en a tiré.

Quant aux matières grasses, elles sont saponifiées par les alcalis du sang, et Lehmann admet, qu'avec le concours de l'oxygène dissous, les acides gras ainsi formés sont oxydés. — Certains faits pathologiques portent à croire que la part qui revient aux alcalins dans la conversion de l'albumine en fibrine et en tissus capables de se transformer en gélatine et en chondrine est considérable (Lehmann).

La quantité de bicarbonate de soude contenue dans le sang est de 0,060 à 0,080 et jusqu'à 0,125 0/0. Les cendres contiennent environ 28,9 0/0 de carbonate de soude (Lehmann, Longet).

Les expériences de Liebig ont établi que c'est à ce sel que le sang doit son alcalinité. « Le sang, en « effet, est un liquide alcalin, et cette propriété est « tellement constante, que jamais on n'a pu trouver « au sang une autre réaction sur l'animal vivant et « dans des conditions physiologiques (1). »

L'importance physiologique du bicarbonate de soude est donc considérable dans l'organisme, et, comme le fait remarquer Mialhe (2), si l'abus des alcalins dans l'économie peut donner lieu à quelques accidents, leur diminution a une influence encore plus fâcheuse sur les principales fonctions : l'oxygénation, la nutrition, la circulation. — Nos grandes fonctions s'accomplissent dans des milieux alcalins.

(1) Cl. **Bernard.** *Leçons sur les liquides de l'organisme* (20ᵉ leçon).

(2) *Chimie appliquée à la physiologie, etc.,* Paris, 1856.

— L'influence de la soustraction des alcalins dans le sang a été établie par des expériences récentes de Salkowski (1). Cet expérimentateur en injectant dans le torrent circulatoire de la taurine, substance qui se transforme en acide sulfurique dans l'organisme, et qui s'élimine en soustrayant au sang une certaine quantité de sels alcalins, cet expérimentateur a vu que le résultat était toujours fatal aux animaux soumis à l'expérience.

Mais cette diminution de l'alcalinité, qui ne peut s'obtenir expérimentalement sans causer la mort, peut-elle se produire à l'état pathologique, en un mot, y a-t-il diminution du bicarbonate de soude dans les maladies?

La théorie du diabète de Mialhe (2) était fondée sur cette hypothèse. — Ce savant chimiste, admettait, on le sait, que cette maladie était due au défaut d'alcalinité du sang suffisante pour opérer la transformation de la matière sucrée.

Les analyses du sang faites par Lehmann et Bouchardat ont établi que le sang des diabétiques contenait la même proportion d'alcalins qu'à l'état normal.

Au reste, il est facile de comprendre qu'il en devait être ainsi, et les expériences de Cl. Bernard avaient déjà montré que, en injectant des solutions étendues d'acides acétique et lactique dans les veines pour essayer de rendre le sang acide, la mort des animaux précédait toujours de beaucoup le moment

---

(1) Salkowski. *Centralblatt für Medecin*, 1873-74.
(2) *Académie des sciences*, 1843.

même de la neutralisation. — Les récentes expériences de Salkowsky en sont encore la confirmation.

L'alcalinité du sang est donc constante et cela de l'aveu de tous les auteurs, Andral (1) dit n'avoir jamais rencontré d'exception à cette règle, de même que M. Robin. Cette alcalinité est seule compatible avec la vie, et la mort doit survenir alors par l'arrêt de l'exosmose et de l'endosmose, phénomènes dont la condition indispensable est la présence des al·calins.

Ce fait est donc bien établi. Cependant nous voyons que, d'après Longet (2), les quantités de phosphate et de carbonate de soude du sang, pris ensemble, ont toujours été moindres dans les cas pathologiques assez nombreux où la combustion physiologique paraît entravée. — L'alcalinité est constante, mais les sels à base de soude diminuent dans certaines maladies, dans le diabète, par exemple (Nasse et Scherer). — D'autre part, Becquerel et Rodier (3) disent que leurs nombreuses analyses du sang, dans l'état pathologique, leur ont montré la diminution des sels solubles de soude. N'y-a-il pas là quelque chose de remarquable? Dans cette voie il y a bien des lacunes à combler, ce nous semble. Retenons ce fait bien établi que, si l'alcalinité est constante, la quantité de soude dans le plasma sanguin peut varier dans l'état de maladie.

(1) Andral. *Recherches sur l'état d'acidité ou d'alcalinité de quelques liquides du corps humain.* (Comptes rendus de l'Académie des sciences, 1848, t. XXVI, p. 649.)

(2) Longet. *Traité de physiologie*, t. Iᵉʳ, p. 703, Paris, 1868

(3) Becquerel et Rodier. *Chimie pathologique*, Paris, 1854.

III

ABSORPTION ET ÉLIMINATION

Pour tous les médicaments, il y a deux modes principaux d'absorption : la peau et les voies diges- *Absorption par la peau.* tives.

Les alcalins sont administrés journellement en bains dans les affections cutanées, en particulier dans l'icthyose, le prurigo, le pityriasis, l'acné. Mais, dans ces maladies, le thérapeute cherche surtout à produire une action locale.

A Vichy, les bains entrent pour une bonne part dans la cure thermale, et comptent comme une des plus sérieuses ressources de cette thérapeutique.

Les notions que nous possédons sur l'absorption de ce bain alcalin sont très-intéressantes, mais présentent, dans l'état actuel de la science, quelques difficultés quant à leur interprétation.

En effet, beaucoup d'auteurs, comme Magendie, Schæfer, Roussin, Réveil, Demarquay, nient complétement l'absorption de l'eau des bains et des substances qu'ils tiennent en dissolution; Homolle(1) s'appuyant sur le fait de la diminution de la densité de l'urine, admet l'absorption de l'eau, mais rejette celle des

(1) *Union médicale*, 1853, p. 462 et suiv.

substances dissoutes parce qu'il a pu prendre des bains prolongés contenant soit de l'iodure de potassium ou du chlorhydrate d'ammoniaque, soit du cyanure de potassium, soit enfin une infusion de digitale, sans en retrouver les traces dans l'urine.

D'autres physiologistes admettent l'absorption des substances dissoutes ; mais les uns, comme Haller, Collard de Martigny, Longet, la croient notable, tandis que les autres, tels que Willemin et Rabuteau, la déclarent *infinitésimale*. « Il y a là, dit Ra- « buteau (1), une question de temps, une question « d'imbibition préalable de l'épiderme, car on sait « que les tissus épithéliaux ne s'imbibent qu'à la « longue. »

Cependant beaucoup d'auteurs, se fondant sur l'alcalisation de l'urine sous l'influence des bains d'eau de Vichy, ont admis l'absorption dans ce bain alcalin spécial.

Chevallier (2) a vu l'urine devenir alcaline au bout de 19 minutes passées dans un bain d'eau de Vichy ; pour D'Arcet (3), un bain suffit pour obtenir ce résultat. Enfin, M. Durand-Fardel (4) dit qu'avant une heure passée dans un bain d'eau de Vichy, sans en avoir bu un seul verre, l'urine devient neutre ou alcaline. Cet observateur a observé même ce fait au bout de 30 minutes.

---

(1) *Loc. cit.*
(2) Cité par Raige-Delorme. (Dict. en 30 art. Vichy.)
(3) D'Arcet. *Annales de chimie et de physique*, 1826, p. 301.
(4) Durand-Fardel. *De l'alcalisation de l'urine considérée comme phénomène d'élimination.* (Bulletin de l'Académie de médecine de Paris, 1853, p. 409.)

Faut-il admettre là une imbibition de la peau? Mais le temps écoulé dans le bain s'y oppose et, si on était tenté d'invoquer cette explication, nous dirions que D'Arcet a constaté qu'un verre d'eau de Vichy, c'est-à-dire environ 0 gr. 75 de bicarbonate de soude, ne suffisait pas pour rendre l'urine alcaline. Ce chimiste n'a obtenu ce résultat qu'avec deux verres, c'est-à-dire avec 1 gr. 50 environ de bicarbonate de soude, et alors la proportion de sel absorbé ne serait pas infinitésimale.

Pour Chevallier, d'Arcet et Durand-Fardel, cette alcalisation de l'urine serait le fait de l'absorption cutanée de l'eau de Vichy ou de ses éléments alcalins.

Mais, parmi les résultats obtenus par Homolle (1), il en est un particulièrement curieux et inattendu. Cet observateur annonça que l'alcalisation de l'urine s'obtenait à la suite de bains simples; pour lui, ce résultat est dû à l'augmentation possible des excrétions acides par le tégument externe durant le bain ; pour compenser cet excès d'excrétion acide, l'urine perdrait de son acidité normale.

Willemin (2) a fait à ce sujet un certain nombre d'expériences. Il a constaté que sur 38 bains, pris à l'état physiologique (bains simples, alcalins ou autres), l'urine est restée acide 12 fois seulement ; — 26 fois elle est devenue alcaline ou neutre (dans 6 de ces cas l'urine était alcaline avant le bain).—A l'état

(1) Loc. cit.
(2) Willemin. Recherches sur l'absorption cutanée. (Arch. gén. de médecine, 1863.)

pathologique, au contraire, sur 17 cas, elle est restée acide 12 fois, et n'est devenue alcaline ou neutre que 5 fois.

Nous voyons que, sur le total de 38 bains pris à l'état physiologique, il y a 11 bains simples, 4 bains légèrement alcalins, et 8 franchement alcalins.

Dans les 11 bains alcalins, l'expérimentateur a noté 8 fois l'urine alcaline, 1 fois neutre, et enfin 2 fois acide.

Dans les 4 bains légèrement alcalins, l'urine était 3 fois acide et 1 fois légèrement alcaline.

Enfin dans les 8 bains franchement alcalins, l'urine était 8 fois alcaline (2 fois l'urine était alcaline avant le bain), 2 fois neutre et 3 fois acide.

Sur 14 bains simples, pris à l'état physiologique, l'urine est restée 10 fois acide, est devenue 1 fois neutre, 2 fois alcaline, et est restée acide 1 fois.

Sur 2 bains alcalins, l'urine est restée 2 fois acide.

M. Willemin conclut que les bains simples favorisent souvent l'alcalinité de l'urine, que les bains alcalins tendent plutôt à laisser à l'urine sa réaction normale ; tandis qu'au contraire les bains acidifiés rendent l'urine alcaline. Dans deux cas, l'alcalinité de l'urine avait été obtenue après deux bains acidifiés.

Cependant ces résultats, outre qu'ils sont en contradiction avec ceux de Chevallier, de d'Arcet, de Durand-Fardel, pour les bains d'eau de Vichy, sont aussi en contradiction avec ceux d'Ossian Henry (1), qui déclare que, quant à l'alcalinité de l'urine par le

_____

(1) *Annales de la Soc. d'hydrologie.* t. II, p. 309.

séjour prolongé dans un bain, ses expériences, au nombre de 50 environ, ont été complétement négatives, si ce n'est dans deux ou trois cas.

Ainsi donc si l'urine devient alcaline dans un bain d'eau de Vichy, on ne peut affirmer dans l'état actuel de la science qu'il y ait absorption. Toutefois ce que l'on peut affirmer, c'est que l'urine devient alcaline après un bain d'eau de Vichy, même de très-courte durée.

Un certain nombre d'auteurs admettent que les alcalins, arrivés dans l'estomac, sont transformés, au contact de l'acide chlorhydrique du suc gastrique, en chlorures alcalins. Aussi Rabuteau admet *qu'à petites doses*, c'est-à-dire à doses inférieures à 5 gr., le bicarbonate de soude devient du chlorure de sodium. *A hautes doses*, selon le même auteur, c'est-à-dire à des doses supérieures à 5 gr., le bicarbonate de soude est transformé partiellement en chlorure de sodium, et l'excès passant alors dans le sang, son élimination rend alcaline la réaction acide de l'urine. Remarquons que M. Rabuteau entend parler de la réaction générale de l'urine (urine des 24 heures). Il a observé seulement, sous l'influence de 6 grammes du sel sodique pris en deux fois au moment des repas, une alcalinité temporaire de l'urine.

Absorption par les voies digestives.

Les faits observés à Vichy sont, encore ici, en contradiction avec ces résultats, obtenus par l'usage du bicarbonate de soude.

Nous avons déjà dit, en effet, que deux verres d'eau de Vichy (1 gr. 50 de bicarbonate de soude) suffisaient, d'après d'Arcet, pour rendre les urines

3

alcalines; mais, de plus, cet observateur a vu persis-
ter cette réaction pendant 9 heures.

Petit signale un phénomène, expliqué par l'action
des alcalins sur la nutrition : si on se livre à des excès d'eau de Vichy, en boisson surtout, bien loin de
voir l'alcalinité de l'urine augmenter de plus en plus,
on observe quelquefois, au contraire, une suracidité
de l'urine, c'est-à-dire alors une augmentation de
l'acide urique.

Que, dans l'estomac, une certaine quantité de
bicarbonate de soude se transforme en chlorure de
sodium, le fait paraît vraisemblable et même presque
certain ; mais, pour tout ce qui est de l'eau de Vichy,
nous ferons remarquer que sa complexité au point de
vue des bicarbonates peut expliquer, selon nous,
que, à de faibles doses relativement, le carbonate
alcalin puisse passer dans le sang, et par son élimination, rendre l'urine alcaline.

Élimination par la sueur.

L'urine n'est pas, du reste, le seul émonctoire des
alcalins. On peut reconnaître la trace de ces derniers
dans la sueur, par sa neutralisation et son alcalisation. — Il est à noter, toutefois, que ce phénomène ne
se produit dans la sueur qu'après qu'il a été déjà
constaté dans l'urine.

Cette alcalisation des sécrétions a beaucoup occupé
les médecins de Vichy et, selon les doctrines des
auteurs, a été aussi diversement interprétée. Les
uns, en effet, y voyaient un phénomène *de saturation;*
les autres, au contraire, ne la considéraient que
comme un phénomène *d'élimination* pur et simple.

Cette dernière opinion a été soutenue par Durand-
Fardel; Pétrequin et Socquet.

M. Durand-Fardel se demande quel est le sens de ce terme de *saturation*. Entend-on dire par là que l'organisme peut supporter une certaine dose d'alcalin et que, arrivé à un point, dit de saturation, il se débarrasse de l'excès, ne trouvant plus d'acide à éliminer et rejetant alors des sécrétions alcalines au lieu de sécrétions acides? ou bien est-ce le sens chimique du mot qu'on invoque, en disant alors que le sang est *fluidifié*, les tissus *délayés?* Pour notre savant confrère, l'urine devient alcaline en vertu de cette loi physiologique qui veut que toute substance étrangère à l'organisme soit éliminée en nature comme inutilisable et inassimilable, et il trouve la preuve de son opinion dans la rapidité avec laquelle les sécrétions deviennent alcalines après l'ingestion de l'eau de Vichy. Pour lui, le bicarbonate de soude est un corps étranger qui, comme tel, est éliminé rapidement, et par cette théorie, il explique la possibilité de faire supporter à l'organisme de hautes doses d'eaux minérales.

Cette façon de considérer le bicarbonate de soude est-elle absolument conforme à la réalité des faits? Il est permis d'en douter. Nous avons vu, en effet, que les sels de soude faisaient partie intégrante de l'organisme et que le plasma sanguin leur devait une bonne partie de ses propriétés physiologiques. Ils se rencontrent trop répandus pour que nous puissions admettre l'opinion de M. Durand-Fardel.

Si une partie du bicarbonate de soude se transforme en chlorure de sodium au contact du suc gastrique, la théorie de M. Durand-Fardel n'est pas absolument juste. Et, de plus, ce n'est pas, semble-t-il, au bicarbonate, malgré l'opinion de M. Maurisset, que l'urine doit son alcalisation, mais au carbonate. En effet, l'urine de trois individus soumis à l'usage de l'eau de Vichy, depuis plus de trois semaines, n'a donné aucun indice d'acide carbonique. Cette urine, qui était très-alcaline, ne renfermait que du carbonate de soude sans bi ni sesquicarbonate (O. Henry).

De plus, l'eau de Vichy ne paraît pas s'éliminer en totalité avec une rapidité si grande, puisque d'Arcet a constaté que, trente-six heures après avoir cessé le traitement, son urine avait encore une réaction alcaline.

Ce n'est donc pas comme corps étranger que l'eau de Vichy parcourt l'organisme, elle y subit des transformations. Ses résultats thérapeutiques ne sont pas dus à une simple action de présence. Petit, du reste, qui se sentait directement pris à partie par cette opinion, répliqua aussitôt, et parfois avec une certaine apparence de raison. Du reste, il est inutile de faire observer que M. Durand-Fardel déclare que ce rapide passage à travers l'organisme n'implique pas une inactivité du médicament, et qu'il établit que les médicaments n'ont pas besoin de se transformer pour agir sur les fonctions organiques.

Les recherches modernes ont montré que le plus grand nombre des sels ingérés se transformaient dans l'organisme soit en se réduisant, soit même en s'oxydant. Parmi les sels qui paraissent s'éliminer en nature, on cite les carbonates alcalins, les sulfates, les hyposulfates et le chlorate de potasse.

Les modificateurs de la nutrition semblent avoir

besoin soit de séjourner dans l'organisme en lui restituant des principes qui lui manquent, soit de s'éliminer en se transformant; et cette transformation au sein de l'organisme semble nécessaire à leur action, ou plutôt n'être qu'un de leur mode d'action.

L'iodure de potassium paraît s'éliminer en nature, mais quelle différence alors dans cette élimination! Ainsi, selon Cl. Bernard, après l'ingestion de l'iodure de potassium, on ne retrouve plus d'iode dans l'urine au bout de vingt-quatre heures, mais on peut encore en déceler la présence dans la salive au bout de trois semaines.

Sans adopter cette théorie qui attribue, par exemple, le diabète au défaut d'alcalinité du sang, et au bicarbonate de soude le pouvoir de lui rendre cette alcalinité perdue, il est cependant rationnel d'admettre, en présence des résultats thérapeutiques obtenus soit avec le bicarbonate sodique, soit avec l'eau de Vichy, que ces médicaments, puisqu'ils modifient la nutrition, ne doivent pas être seulement des substances qui lessivent pour ainsi dire l'organisme, mais qu'elles y jouent un certain rôle et qu'elles doivent intervenir pour une part dans cette chimie vivante, qui a pour siége l'intimité même de nos tissus.

L'eau de Vichy s'élimine rapidement, mais il n'est pas parfaitement établi qu'elle ne subisse aucune réduction dans l'organisme.

IV

Les alcalins sont rangés par les auteurs des traités de thérapeutique dans la classe des médicaments dits *altérants*, et cette classification n'a pas peu contribué aux erreurs et aux préjugés qui règnent encore sur cette médication.

De plus, l'idée qui a présidé à l'emploi thérapeu-tique des alcalins a presque toujours été une idée chimique. — On disait que les alcalins activaient la désassimilation en brûlant les matériaux azotés, qu'ils dissolvaient la fibrine en rendant le sang incapable de se coaguler, qu'ils dissolvaient les dépôts uratiques et les calculs, qu'ils saponifiaient les matières grasses, et quand, en face de ce tableau, on plaçait les effets de la désassimilation qui se produit dans le diabète, dans la goutte, dans l'albuminurie, on pouvait se demander ce que venaient faire là ces médicaments spoliateurs, aboutissant théoriquement à la cachexie, et employées dans des affections qui, elles-mêmes, avaient la même terminaison patho-logique.

Ce n'est certes pas une médication sans valeur et sans effet que celle qui a pu survivre à tant d'exagérations et à tant de théories.

Dans l'exposé de l'action physiologique et de l'action thérapeutique des alcalins, on ne tenait compte ni des doses, ni du degré de résistance de l'organisme à ces agents.

Il parut un instant que le seul but à atteindre pour guérir la goutte et le diabète dût consister simplement dans la neutralisation d'un acide et dans l'alcalisation du sang.

Puis, les recherches des physiologistes ont démontré que le sang restait toujours alcalin, que sa richesse en alcalis était constante, et que l'excès en était éliminé rapidement par les excrétions et les sécrétions, enfin que le liquide nourricier ne pouvait être acide sans compromettre la vie.

L'eau de Vichy guérissait en vertu de ces propriétés neutralisantes, celles-ci reconnues fausses, l'eau de Vichy resta toujours utile et efficace.

Dans l'histoire des alcalins : « Les physiologistes « ont eu pour but d'édifier ou de détruire une théo- « rie, et souvent derrière l'expérience qui attaque, « on soupçonne la théorie qui se défend. Instituée « dans des conditions si défavorables, on a fait « dire à l'expérimentation plus qu'elle ne prouvait « légitimement (1). »

Ce qu'il faut donc, dans cette étude, c'est envisager les faits eux-mêmes et sans parti pris, comparer les résultats de la physiologie au but thérapeutique à atteindre, en un mot, essayer d'asseoir les indications et les contre-indications de la médication alcaline sur les propriétés physiologiques démontrées par l'expérimentation, mais sans rejeter les résultats qui, en apparence, sont en contradiction avec la théorie.

Pour trouver les éléments d'un pareil travail,

(1) Brouardel. *Loc. cit.*

nous aurions rencontré la plus grande difficulté si nous n'avions été aidé, dans cette tâche, par les leçons de notre maître le professeur G. Sée (Leçons inédites. — Hôtel Dieu 1876).

La littérature médicale est, en effet, assez pauvre sur le sujet qui nous occupe et fourmille de contradictions. — L'article du professeur Hirtz, consacré à la médication alcaline ne présente absolument rien de nouveau et la bibliographie même qui y est annexée ne contient aucune indication. De plus, dans l'autre grand dictionnaire en cours de publication, il n'existe pas d'article consacré aux alcalins. Les traités de thérapeutique de Köhler et de Nothnagel, si complets sur certaines questions, sont aussi peu développés que possible sur l'action de la médication alcaline.

M. Rabuteau, enfin, dont le livre est plein d'expériences personnelles, s'est laissé entraîner dans l'étude des alcalins par les résultats qu'il a obtenus, et qui sont en désaccord avec ceux généralement acquis jusqu'à présent ; aussi, dans les applications thérapeutiques, ne s'en tenant qu'au fait expérimental strict, à savoir la diminution des oxydations sous l'influence des alcalins pris à hautes doses, n'admet-il pas les résultats consacrés, pour ainsi dire, par le consensus, presque universel, des médecins, qui proclament l'utilité de la médication alcaline thermale dans le diabète.

Nous nous attacherons surtout à cette maladie, car c'est elle qui a donné lieu à plus de discussions et de controverses.

Il importe, en effet, de bien fixer les idées sur cette importante question.

V

ACTION DES ALCALINS SUR LES FONCTIONS ET LES ORGANES DIGESTIFS

Le premier phénomène observé, après l'apsorption du bicarbonate de soude, à dose modérée, est une légère sensation de chaleur épigastrique quelquefois suivie de quelques éructations gazeuses dues au dégagement de l'acide carbonique.

En effet, nous avons vu que le bicarbonate de soude, au contact du suc gastrique de l'estomac, se transforme au moins partiellement en chlorure de sodium et laisse, par conséquent, dégager de l'acide carbonique mis en liberté.

Peut-on arriver ainsi à une véritable neutralisation de l'acide du suc gastrique ? Certains médecins ont cherché en effet à obtenir cette neutralisation dans un but thérapeutique, dans les dyspepsies *dites acides*, par exemple.

Si on dépose dans l'estomac d'un chien, porteur d'une fistule gastrique, une pincée de bicarbonate de soude, on observe, dans l'espace de quelques minutes, un écoulement relativement considérable du suc gastrique. Ainsi donc les alcalins augmentent la sécrétion du suc gastrique. Les expériences de Blondlot (1) et de Cl. Bernard (2) ont mis ce fait hors de

(1) Blondlot. *Traité analytique de la digestion*, Nancy, 1843.
(2) Cl. Bernard. *Thèse*, 1843, *et Comptes rendus de l'Académie des sciences*, 1843 et 1845.

doute. Pour Blondlot, les acides activent les sécrétions acides : *contraria contrariis excitantur*. On peut donc formuler à cet égard les deux lois suivantes :

Les alcalins activent là sécrétion acide des glandes gastriques ;

Les acides activent les sécrétions intestinales, pancréatiques et biliaires.

Le professeur Hirtz (1) qui rapporte ces résultats de la physiologie expérimentale, dit : « C'est l'action « alcaline qui est annulée et le suc gastrique reste « toujours acide. On sait, ajoute-t-il, que le suc gas- « trique est toujours acide et que cette acidité, « *autrefois attribuée à l'acide chlorhydrique*, tient à la « présence de *l'acide lactique*. » Disons, en passant, que ce qui est démontré, au contraire, et très-bien établi par les recherches modernes, c'est la présence de l'acide chlorhydrique dans le suc gastrique, et non de l'acide lactique, qui n'est qu'un produit de digestion. Depuis déjà longtemps (1852) Schmidt a démontré ce fait d'une façon péremptoire. C'est aussi l'opinion de la majorité des chimistes et des physiologistes, à l'heure actuelle. Depuis longtemps le professeur Wurtz l'enseignait, et, tout dernièrement encore, M. G. Sée y insistait dans ses leçons sur les dyspepsies.

Ce qu'il faut retenir, ce qui est d'une utilité pratique, c'est ce fait expérimental absolument certain *le bicarbonate de soude excite la sécrétion du suc gastrique*, c'est-à-dire, *favorise la digestion*.

La neutralisation de l'acide chlorhydrique du

(1) *Loc. cit.*

suc gastrique ne s'obtient donc pas à doses modérées ;
mais, quand les alcalins sont ingérés à très-hautes
doses, certains auteurs admettent cette neutralisation. Ce qui est certain, c'est que, si le bicarbonate
de soude peut amener la neutralisation du suc gastrique, ce phénomène est de très-courte durée, et la
réaction acide de la sécrétion stomacale recouvre
très-rapidement ses propriétés (1).

« Lorsque je donnais à mes chiens, dit en effet
« Blondlot, de la viande saupoudrée de bicarbonate
« de soude, il s'écoulait d'abord quarante ou cin-
« quante grammes de suc neutre ou alcalin, puis
« celui qui arrivait ensuite était très-acide et s'écou-
« lait avec plus d'abondance que jamais. Ce fait
« permet d'apprécier à leur juste valeur les expé-
« riences de Montègre, qui s'imaginait avoir
« neutralisé son suc gastrique, parce qu'avant de
« manger, il avait pris 2 grammes de magnésie
« décarbonatée dans un 1/2 verre d'eau. »

Il reste à expliquer comment le bicarbonate de
soude détermine cette hypersécrétion du suc gastrique. Köhler pense que les alcalins parvenus dans
le sang exercent sur les nerfs de l'estomac une
action telle, qu'une plus grande quantité de suc gastrique est sécrétée. Cette action n'est pas, selon lui
purement chimique.

Et de fait, si le sel de soude neutralise l'acide
chlorhydrique du suc gastrique, en le transformant

(1) De très-intéressantes expériences entreprises par M. Ch.
Richet, et qui sont trop nouvelles pour que nous ayons pu les
mettre à profit, établissent nettement ce fait (Académie des
sciences, avril 1877).

en chlorure de sodium, comment expliquer que les urines deviennent alcalines après l'ingestion de deux verres d'eau de Vichy (environ 2 grammes) ? Il faut admettre de toute nécessité que le bicarbonate de soude, même à petites doses, parvient très-rapidement dans le torrent circulatoire, et toutes les expériences tendent à confirmer cette manière de voir. En effet, la puissance d'absorption de toutes les muqueuses, pour le sel de soude, est considérable. Ainsi, pour n'en citer qu'un exemple, un physiologiste allemand, Karmel, a cherché à déterminer le pouvoir absorbant de la cavité buccale pour certains sels, et en particulier pour le bicarbonate de soude, et il est arrivé à cette conclusion que ce sel s'absorbe en quantité appréciable dès qu'il séjourne quelques instants dans cette cavité (1). Nous ferons remarquer que cette puissance d'exosmose du bicarbonate de soude semble lui être commune avec les autres sels de soude, le sulfate en particulier.

Parvenu dans l'intestin, on peut admettre que le bicarbonate de soude contribue, avec les sécrétions biliaires, et pancréatiques, à émulsionner les matières grasses alimentaires. M. Mialhe qui ne reconnaissait pas au suc pancréatique le pouvoir d'émulsionner ces matières, contrairement à la théorie de Cl. Bernard, admettait que les substances grasses étaient absorbées par la muqueuse intestinale, grâce aux bases alcalines contenues dans les sucs intes-

---

(1) Karmel. *Die Resorption-Thæhtiykeit der Mundhöhle.* (Deutsches Archiv. für klinische Medicin, XII⁰ vol).

tinaux. Nous n'aurions pas parlé de cette opinion, si son auteur ne s'appuyait sur une expérience bien remarquable de Matteucci, qui va justement nous servir à bien mettre en relief les propriétés endo-exosmotiques des alcalins.

« Remplissez, dit Matteucci, deux entonnoirs « avec du sable également tassé dans chacun d'eux ; « versez sur l'un de l'eau pure, sur l'autre une solu- « tion alcaline ; les liquides écoulés, arrosez d'une « même quantité d'huile les deux filtres. Pendant « même plusieurs heures, dans l'un l'huile restera à « la surface du sable imprégné d'eau pure, dans « l'autre, au contraire, elle disparaîtra rapidement « par l'imbibition. »

On a, dit-on, quelquefois observé de la diarrhée consécutive à l'ingestion de hautes doses d'eau de Vichy. Mais le fait le plus généralement constaté est la constipation.

La diarrhée et la constipation s'expliquent, selon nous, assez facilement, si on tient compte des propriétés dialytique que nous venons de constater dans les alcalins. En effet, si le bicarbonate de soude est ingéré à très-hautes doses, on peut admettre qu'il en arrive suffisamment dans l'intestin pour y déterminer une hypersécrétion qui produit la diarrhée, en vertu du courant exosmotique qui s'établit entre le sang et la substance médicamenteuse ; mais cette diarrhée a été admise plutôt par théorie, car le bicarbonate de soude, nous le répétons encore, pénètre dans le sang avec une très-grande rapidité, et alors on observe de la constipation, exactement comme après l'injection dans le sang du sulfate, du phosphate, du sulfovinate de soude, ainsi que le montrent les expériences de Moreau, de Rabuteau, de Jolyet et Frémy, sur les propriétés osmotiques des sels.

Cette action spéciale de l'eau de Vichy sur le tube intestinal a donné lieu à quelques discussions; car les anciens médecins de Vichy, tels que Cl. Fouet(1), croyaient aux propriétés purgatives de ces eaux. Mais déjà Mareschal (1642) disait : « Ces eaux ne « sont proprement purgatives; toute leur vertu pur- « gative consiste en la quantité qu'elles sont beuës.»

Petit dit aussi que, si la diarrhée survient, cela paraît tenir à quelques circonstances particulières, entre autres, à ce que le malade en a bu plus que son estomac ne pouvait en supporter.

« Si les eaux de Vichy purgent quelquefois, a dit le D° Alquié (2), c'est à la manière des aliments mal digérés. » On voit donc que notre explication paraît reposer sur des faits bien réels. Cependant nous devons dire qu'un de nos distingués confrères de Vichy a attribué la propriété parfois purgative de l'eau de Vichy à l'arséniate de soude qui y est contenu.

VI

ACTION SUR LA CIRCULATION ET SUR LE SANG

C'est surtout dans l'étude de l'action des alcalins sur le sang que les opinions sont contradictoires. Là,

(1) Cl. Fouet. *Secrets des bains et eaux de Vichy.*
(2) *Soc. d'hydrologie*, 1856.

comme toujours, les expériences ne servaient qu'à combattre une théorie pour en édifier une autre, sans profit réel pour la science.

Examinons toutefois les résultats obtenus par les différents expérimentateurs.

Magendie et Cl. Bernard ont fait des expériences sur l'injection dans le sang des carbonates alcalins.

Magendie (1) fit à un chien bien portant une injection d'une solution contenant 1 p. 100 de carbonate de soude. L'animal mourut. Le sang avait perdu la faculté de se coaguler.

A l'autopsie, le sang retiré des vaisseaux était tout à fait liquide ; il était impossible d'en extraire la fibrine, qui, pour cet illustre physiologiste, devait être passée à l'état de sel, en se combinant avec le carbonate de soude.

Une injection de sous-carbonate de soude au 20ᵉ n'amena aucun résultat appréciable.

Une autre injection de 11 gr. de bicarbonate de soude suffit pour produire la mort de l'animal ; et à l'autopsie on trouva de larges plaques noirâtres sur les poumons, et divers épanchements séreux, surtout dans les plèvres.

Cl. Bernard dit que certains sels injectés dans le sang, le carbonate de soude, par exemple, rendent le sang d'abord très-rouge ; puis bientôt après le sang devient très-noir.

« Nous avons constaté, dit-il, dans nos expérien-
« ces, que la quantité d'oxygène était moindre lors-

_____

(1) Magendie. *Union médicale*, 1852. *Leçons recueillies par le* Dʳ *Fauconneau-Dufresne.*

« que le sang était devenu noir. Quelle est donc l'in-
« fluence du carbonate de soude dans ce cas? Ou
« bien l'oxygène a été absorbé par le carbonate
« de soude, ou bien il a été changé en acide carbo-
« nique. »

Ces expériences de ces grands maîtres de la physiologie expérimentale sont pleines d'intérêt; mais,
chose singulière, elles ont précisément servi aux
adversaires des théories chimiques appliquées aux
alcalins pour battre en brèche l'utilité thérapeutique
de ces agents.

Que Magendie se croie autorisé à conclure de
ses expériences d'injection dans le sang que l'eau
de Vichy est nuisible, prise en excès, le fait pourrait sembler assez naturel et être attribué à l'en-
traînement de l'expérimentateur; mais qu'un clini-
cien aussi savant que le professeur Hirtz s'appuie
justement sur ces expériences pour prouver le danger des alcalins et de l'eau de Vichy, la chose
semble plus difficile à expliquer.

Est-ce qu'il y a, en effet, quelque chose de com-
parable dans la façon d'administrer un médicament
par les voies digestives ou par injection directe
dans le sang, au point de vue thérapeutique, bien
entendu?

Quelle exagération de malade altéré pourrait être
comparée à l'effet de 11 gr. de bicarbonate de soude,
porté directement dans le sang? L'animal a suc-
combé, et il devait succomber; il a présenté des lésions pulmonaires; il y avait un épanchement dans
la plèvre : il n'y a rien qui doive surprendre, selon
nous. Avec beaucoup d'autres substances, avec de l'eau

pure, probablement, on obtiendrait un résultat identique.

Le fait expérimental, qu'il est utile de retenir, et qui est acquis par ces expériences, est la fluidification bien réelle du sang par les carbonates alcalins, fluidification qui est due à leur action toute spéciale sur la fibrine. Nous avons vu que, pour Magendie, il y aurait combinaison de ce principe immédiat avec le carbonate de soude.

De là à prétendre que le même résultat puisse se produire avec des doses normales, thérapeutiques, et même exagérées d'eau de Vichy, il y a une grande distance que nous ne franchirons pas, parce que rien ne nous le prouve encore.

Examinons maintenant les effets de l'ingestion des alcalins et de l'eau de Vichy obtenus dans les voies digestives par les différents expérimentateurs.

Absorption par les voies digestives.

Cinq expériences furent faites, sous la direction de Loffler (1), par cinq étudiants bien portants qui se prirent eux-mêmes comme sujets d'expérience.

Ils absorbèrent du bicarbonate de soude aux doses progressives de 1 gr. 77 à 8 gr. 85 par jour, et au bout de 10 jours de ce traitement, le sang tiré des veines présenta les caractères suivants :

En couleur et en densité il ressemblait à du jus de cerise ;

Le nombre et le volume des leucocytes étaient augmentés ;

Les globules rouges étaient plus pâles qu'à l'état normal ;

(1) *Schmidt's Jahrbücher*, 1848, cité par Rabuteau.

4

La proportion d'eau était augmentée et celle des matières solides diminuée ;

Le sang contenait moins de matières grasses ;

Il y avait diminution de fermeté et d'élasticité du caillot « crassamentum » dont les constituants solides étaient en proportion moindre que dans le sang normal;

Enfin on nota de la faiblesse, un peu de pâleur, de la paresse corporelle et intellectuelle; le pouls devint lent et faible.

Il y a bien des objections à faire à ce tableau. Quel est le régime suivi par ces cinq étudiants? Quel était l'état du sang avant l'expérience, etc.? Mais, telles qu'elles sont, ces expériences existent, et il ne nous est pas permis de les négliger.

Rabuteau dit avoir noté aussi l'abaissement du pouls, et il a vu la température descendre de 4/10 de degré sous l'influence de 6 gr. de bicarbonate de soude par jour. Enfin le même auteur dit que la diminution des hématies sous l'influence des alcalins est un fait d'observation attesté par la pâleur des téguments chez les personnes qui font usage des sels de soude.

La méthode de M. Malassez devait enfin donner le moyen de s'entendre à cet égard. Mais déjà nous rencontrons des divergences dans les résultats obtenus par la numération des globules rouges.

Voici les chiffres auxquels est arrivé le Dʳ Climent (1). Cet observateur a fait des expériences com-

_____

(1) Climent. *Traitement de la gravelle urique avec de nouvelles expériences sur l'action des alcalins.* Thèse de Paris, 1874.

paratives avec le bicarbonate de soude, le carbonate de lithine et le benzoate de soude.

Influence du bicarbonate de soude à la dose de 8 gr. par jour, pris en quatre fois dans 80 gr. d'eau durée des expériences : 6 jours ; donc 48 gr. de bicarbonate.

État normal avant l'expérience :

Globules rouges....... 4.551.400

— blancs....... 6.950

Proportion 1 gl. bl. pour 650 rouges.

Expériences : 2ᵉ jour : gl. rouges... 4.392.400

4ᵉ jour : gl. rouges... 3.475.000

— gl. blancs... 4.150

6ᵉ jour : gl. rouges... 3,280.400

— gl. blancs... 5.000

Le Dʳ Climent a vu aussi que son pouls, qui s'élevait à 80 pulsations à la minute, garda sa fréquence normale pendant 2 jours, puis s'est abaissé jusqu'au 6ᵉ jour, où il atteignit seulement 60 pulsations.

Notre confrère à Vichy, le Dʳ Zénon Puppier, entreprit des expériences du même genre, mais en se servant de l'eau de Vichy. Il fit d'abord les numérations sur des animaux en s'entourant de toutes les précautions possibles, et il est arrivé à des résultats en opposition avec ceux du Dʳ Climent et avec l'opinion de M. Rabuteau.

Ainsi, sur un chien soumis à l'eau de Vichy, nous trouvons les chiffres suivants :

Régime de l'eau ordinaire :

Globules rouges........... 3.165.800

— 4.239.969

— 4.483.800

Globules rouges 4.787.674

Régime de l'eau de Vichy :

Globules rouges............ 5.914.800

La température avec le régime de l'eau ordinaire était de 39° 1/5 et de 39° 3/5 ; avec l'eau de Vichy, elle était de 39° 3/5.

M. Puppier a varié ses observations sur différents animaux, et est toujours arrivé à ce même résultat , à savoir : augmentation des hématies et du poids des animaux soumis à l'expérience.

Notre confrère cite ensuite des numérations de globules rouges faites sur un certain nombre de malades qui faisaient usage, depuis fort longtemps, du bicarbonate de soude ou de l'eau de Vichy, et cela à très-haute dose. Ainsi M. X... absorbe, depuis 1846, une quantité relativement très-forte de bicarbonate de soude ; la dose quotidienne n'a jamais été moindre de 16 à 20 gr. par jour. M. X... a les attributs pléthoriques, une carnation animée, une expression vive dans les mouvements, etc. Enfin M. Puppier se livra à une numération des globules rouges chez M. X..., qui devait théoriquement être en proie à la cachexie alcaline la plus profonde, et il constata que, chez lui, *la proportion des hématies était au-dessus de la moyenne*. Après sept numérations, M. Puppier arriva au chiffre moyen de 5,406,000. M. X..., suivait le même régime depuis 28 ans.

En résumé pour M. Puppier :

1° Dans l'état physiologique et dans les maladies chroniques, l'eau de Vichy augmente les globules rouges, le poids et la température.

2° Dans les cas de lésions interstitielles, les eaux

alcalines entraînent vers l'anémie en développant l'évolution morbide.

On conviendra qu'il n'est pas possible d'arriver, en apparence du moins, à des résultats aussi disparates. M. Climent voit le chiffre des globules rouges s'abaisser sous l'influence de 8 gr. de bicarbonate de soude, tandis que M. Puppier arrive à cette conclusion, que l'eau de Vichy augmente, au contraire, ces mêmes globules rouges. — De plus, chez un individu absorbant de très-hautes doses de carbonate de soude, le chiffre des globules est au-dessus de la moyenne physiologique. Il y a d'abord à tenir compte des doses. M. Climent absorbe une dose assez forte de bicarbonate de soude, les animaux de M. Puppier n'en absorbaient qu'une faible dose sans doute. Mais le cas de M. X... est plus difficile à expliquer, et les nombreux malades observés à Vichy, qui absorbent de hautes doses d'eau minérale, ne manquent pas, sans que cette pâleur des téguments et des muqueuses viennent accuser une anémie produite par le médicament.

En parlant de l'action des alcalins sur la nutrition, nous chercherons une explication de ces faits.

Pour nous, nous admettons que des doses modérées d'eau de Vichy produisent l'augmentation des hématies, mais que des doses élevées peuvent produire un effet opposé. — M. Gubler (1) semble expliquer ce résultat par une action du sérum trop riche en soude, sur les hématies riches en potasse. — Dans cette opinion hypothétique, les sels de soude

(1) Gubler. *Commentaires thérapeutiques du Codex*, 2º édition.

agiraient, à doses toxiques, sur le globule sanguin en le rendant incapable d'absorber l'oxygène. — Mais il est bien plus rationnel d'admettre, selon nous, que si les hématies diminuent, c'est que leur production est diminuée aussi par l'usage immodéré du bicarbonate de soude.

VII

ACTION SUR LA NUTRITION

La nutrition consiste essentiellement dans l'équilibre qui existe entre le mouvement d'assimilation et celui de désassimilation.

Les médicaments qui agissent sur la nutrition devront donc modifier soit le mouvement nutritif, soit le mouvement dénutritif. Les uns augmenteront la désassimilation, c'est-à-dire, la dépense, en élevant le chiffre de l'urée et de l'acide carbonique excrétés et la température; les autres modéreront, au contraire, cette désassimilation, cette dépense, en diminuant l'urée, l'acide carbonique et la température. Il faut donc chercher l'action de ces modificateurs de la nutrition sur ces différents facteurs qui traduisent le mouvement continuel d'échanges moléculaires qui constitue la vie.

Pour résoudre cette question de l'influence des médicaments sur le mouvement nutritif, on cherche, en général, la proportion d'urée éliminée. Quel est donc le rôle de ce corps dans le mouvement nutritif ?

« L'oxygène du sang artériel, dit M. Dumas (1), en
« passant par les capillaires, y détruit, par une véritable
« combustion, les tissus devenus impropres à la vie ; le
« carbone et l'hydrogène de ces tissus tendent, au
« moins en partie, à se transformer en acide carbo-
« nique et en eau, pour être rejetés par les poumons. »
Mais quelle forme prendra l'azote ? La combinaison
la plus simple qu'il pourrait former serait l'ammoniaque ; ce corps ne pouvant exister à l'état de liberté dans l'économie, la nature a dû le modifier ; il
lui a suffi pour cela de le mettre en rapport avec
l'acide carbonique, et d'éliminer de cette combinaison
les éléments de l'eau pour la transformer en urée.
Ce principe, étant inerte et soluble dans l'eau, peut
passer sans le moindre danger dans le torrent de la
circulation et être recueilli et rejeté par les reins.
Telle est l'origine de l'urée dans l'économie. On voit
que c'est en quelque sorte un corps brûlé qui résulte
de l'oxydation des matières azotées de l'économie.

Mais l'urée est la forme la plus parfaite de la combustion des matières azotées et, à côté d'elle, nous
trouvons l'acide urique, la créatinine, la xanthine et
l'hypoxanthine qui traduisent une combustion moins
avancée de ces mêmes matières. Il faudrait donc,
pour être complet, bien étudier et bien connaître les
changements produits par les médicaments sur ces
substances. Il faudrait connaître aussi la proportion
d'acide carbonique expiré, et avoir des notions certaines sur le pouls et la température.

L'étude de ces mouvements nutritifs est donc très-complexe et présente de grandes difficultés. Il est donc bien certain que le physiologiste n'a pas épuisé la question quand il a montré les variations de l'urée.

Mais, telles qu'elles sont, ces indications ne sont pas à négliger, et nous allons essayer de présenter l'état de la science sur l'influence des alcalins sur la quantité d'urée excrétée.

Deux opinions bien tranchées sont en présence : les uns disent que le bicarbonate de soude active les oxydations, et en conséquence doit augmenter l'excrétion de l'urée, la température et le poids, en un mot, les alcalins favorisent le mouvement dénutritif ; pour les autres, au contraire, l'urée est diminuée, le poids et la température s'abaissent, les combustions organiques sont donc modérées, le mouvement dénutritif ralenti.

Enfin, des études récentes portent à admettre que les deux théories sont vraies dans une certaine mesure, et qu'il y a, pour les alcalins, une différence d'action complète, selon que ces médicaments sont administrés à petites doses ou à hautes doses ; nous ajouterons dans l'état physiologique et dans l'état pathologique.

On sait que M. Mialhe (1), s'appuyant sur les expériences de laboratoire de M. Chevreul, admet l'indispensable nécessité de l'intervention chimique des alcalis dans la combustion physiologique des matières sucrées, des matières grasses et des matières albuminoïdes. Les alcalins qui circulent dans le sang, engagés dans des combinaisons peu stables,

(1) Mialhe. *Loc. cit.*

sont la cause de l'oxydation de toutes les subtances alimentaires, et, comme conséquence de cette intervention chimique indispensable, c'est à une insuffisance d'alcalis dans le fluide sanguin, d'une part, et à une alimentation exagérée d'autre part, qu'est due la formation des calculs de cholestérine, d'acide oxalique, d'acide urique et de ses congénères, substances que M. Mialhe, par une expression pittoresque, qualifie de véritables *fumerons* de l'organisme. C'est aussi à cette insuffisance qu'est due le diabète.

C'est la théorie qui a régné longtemps dans la science, mais M. Miahle n'a pas cité d'expériences personnelles pour appuyer son opinion.

Golding-Bird (1) range les alcalins dans la classe des *dépurants rénaux,* qui agissent en sollicitant la transformation des tissus et en dépurant le sang. Les alcalis, leurs carbonates et leurs sels à acides végétaux, qui sont convertis dans l'organisme en carbonates alcalins, activent la métamorphose des tissus, par une action chimique directe sur les éléments épuisés des structures vieillies, ou autres matières usées dans le laboratoire capillaire de notre économie.

Golding-Bird a expérimenté l'action de l'acétate de potasse sur une jeune dame, et il a vu que, sous l'influence de 12 grammes d'acétate alcalin, la quantité d'urine augmentait de plus du double, que l'urée, qui, avant l'expérience, était de $8^g,352$, dans les vingt-

(1) Golding-Bird. *De l'urine et des dépôts urinaires,* trad. franç.; Paris, 1861, p. 475 à 477.

quatres heures, s'éleva à 12^g,983, l'acide urique de 0^g,166 à 0^g,223. M. Mialhe (1) a rapporté cette expérience qui venait si bien à l'appui de sa théorie, et il ajoute : « Elle explique de la manière la plus sa- « tisfaisante pourquoi les grands buveurs d'eau de « Vichy, qui font un exercice convenable, peuvent « abuser impunément d'une nourriture substantielle « sans *engraisser*. Le Dr Lenoir nous disait un jour, « à Vichy : Ici on mange plus du double qu'ailleurs, « et l'on digère à merveille ; il n'y a qu'à Vichy que « je puisse digérer *des corps gras.* »

M. Maurisset (2), un des premiers en France, a institué une série d'expériences pour élucider cette question. Cet observateur a mêlé, à la nourriture d'un certain nombre de chiens, des doses progressives de bicarbonate de soude et de potasse, et de carbonate d'ammoniaque.

Ces expériences, très-intéressantes d'ailleurs, présentent des lacunes, et laissent, sur bien des points, à désirer ; ainsi, la dose de bicarbonate de soude ingéré est très-variable, car M. Maurisset a mêlé le sel alcalin à la nourriture des animaux, et il arrivait que les chiens ne mangeaient pas toute leur portion, quelquefois même n'y touchaient pas ; de plus, les analyses de l'urine et du sang n'ont pas été faites avec assez de rigueur. Nous citerons cependant quelques-unes des conclusions que l'auteur tire de ses expériences :

(1) Mialhe. *De l'action des alcalins,* broch., Paris, 1867.
(2) D.-A. Maurisset. *Recherches expérimentales pour servir à l'histoire thérapeutique des alcalins.* Thèse de Paris, 1862, n° 168.

1° La tolérance des alcalins dépend de leur élimination, facile à constater par l'alcalinité des urines. Les troubles des voies digestives, *véritable dyspepsie alcaline*, dépendent complétement de la nature de l'alcalin et de la dose à laquelle on l'a administré.

2° L'élimination du bicarbonate de potasse et de soude est très-lente, comparativement à celle des autres alcalins. Le bicarbonate de soude s'élimine par les urines à l'état de bicarbonate. . . . . . .

. . . .

4° L'introduction du bicarbonate de potasse et de soude, dans le régime de nos animaux, a toujours entraîné l'élimination par l'urine d'une notable quantité de carbonate ou de bicarbonate d'ammoniaque.

. . . .

8° Sous l'influence alcaline, l'urée ne nous a pas paru diminuée; car, sans évaporation préalable, l'urine de nos animaux précipitait de l'azotate d'urée par l'addition d'acide azotique, bien qu'elle contînt une quantité considérable de bicarbonates alcalins.

9° A la fin de nos expériences, nos chiens se portaient parfaitement, quoiqu'ils aient un peu maigri; ce qui peut fort bien être attribué à la petite quantité de nourriture qu'ils prenaient, à cause de la présence des bicarbonates alcalins qui y étaient mêlés.

Nous ne discuterons pas l'opinion de M. Maurisset, relative à l'élimination du bicarbonate de soude. Nous avons vu ce qu'il en fallait penser plus haut.

Quant à l'augmentation de l'urée, l'auteur la croit très-considérable, puisque, sous l'influence de l'acide

azotique, sans évaporation préalable de l'urine, cette
substance se prenait en masse. « On sera forcé d'ad-
« mettre, dit-il, que les alcalins surexcitent forte-
« ment l'élimination des principes azotés. »

Gœthchens, dans un travail que nous examinerons
plus loin, a constaté, dans des expériences comparatives, faites sur un diabétique et sur un homme sain,
que l'urée diminuait chez l'un et chez l'autre sous
l'influence du bicarbonate de soude. Les doses de
carbonate alcalin étaient assez fortes dans ce cas.

Rabuteau (1) et Constant Boghoss ont institué
plusieurs séries d'expériences sur l'homme dans le
but d'élucider cette importante question. Pendant
toute la durée de ces expériences, on suivit un régime aussi identique que possible, lequel avait été
déjà adopté quelques jours auparavant, et l'on prit
les alcalins dans la boisson des repas, la moitié au
déjeuner, l'autre moitié au dîner.

Voici le détail de ces expériences :

1ʳᵉ EXPÉRIENCE faite avec le bicarbonate de soude, à la dose
de 5 gr. par jour :
    1ʳᵉ période, sans médicament. . . . . urée. 19.67
    2ᵉ période, avec le médicament . . . . . . urée. 17.96

2ᵉ EXPÉRIENCE, faite avec le bicarbonate de potasse, à la dose
de 5 gr. par jour :
    1ʳᵉ période, sans médicament. . . . . . . urée. 29.85
    2ᵉ période, sous l'influece du médicament. . urée. 26.10
    3ᵉ période, sans médicament . . . . urée. 27.02

3ᵉ EXPÉRIENCE, avec le bicarbonate de potasse, à la dose de
6 gr. par jour :

(1) *Loc. cit. et Comptes rendus de l'Académie des sciences*,
1870.

1re période sans médicament.	urée.	19.10
2u période avec médicament.	urée.	17.72
3e période, sans médicament	urée.	17.39

De.ces recherches, M. Rabuteau tire les conclu-sions suivantes:

L'urée a diminué d'une manière notable, surtout sous l'influence du bicarbonate de potasse. La dimi-nution a été, à un certain moment, de 20 p. 100, et même de 23 p. 100 lorsque le sel était pris à la dose de 6 gr. par jour. Il faut donc rejeter, dit-il, d'une manière définitive, la théorie à laquelle Mialhe a prêté son appui, théorie suivant laquelle ces agents devaient activer toujours les combustions, chauffer davantage la machine animale et lui donner plus de vitalité.

Cependant le même auteur est forcé d'admettre qu'à faibles doses, et par là M. Rabuteau entend des doses inférieures à 5 grammes, l'urée aug-mente.

Ritter (1) a obtenu des résultats analogues ; il a constaté, qu'à faibles doses, le bicarbonate de soude augmente la proportion d'urée. Pour les doses fortes, il arrive aux mêmes conclusions que Rabuteau.

Donc, pour ces auteurs, les alcalins activent la dénutrition à petites doses et la diminuent à hautes doses ; et cette diminution dans les échanges nutri-tifs trouve sa source dans la disparition d'une cer-taine quantité d'hématies, par conséquent dans une absorption d'oxygène moindre qu'à l'état normal.

(1) Ritter. *Revue d'hydrologie médicale française et étrangère,* 1872, Strasbourg.

Sur le conseil de notre maître, le professeur G. Sée, nous avons étudié, à notre tour, l'influence non plus du bicarbonate de soude, mais de l'eau de Vichy sur l'excrétion de l'urée.

Nos expériences ont été faites d'abord sur nous-même, puis sur des malades confiés à nos soins à Vichy. La dose d'eau de Vichy n'a jamais excédé 500 grammes par jour.

1re Expérience. — Pendant un mois, c'est-à-dire du 15 juin au 15 juillet 1876, nous avons suivi un régime identique, régulier, et nous avons dosé avec l'aide de M. Ferdinand Desbrets, pharmacien très-distingué de Vichy, la quantité d'urée excrétée.

La proportion de ce principe était de 15 grammes environ, elle n'a jamais dépassé ce chiffre, inférieur, comme on le voit, à la moyenne normale.

Du 24 juin au 15 juillet, nous avons bu à la source de la Grande-Grille 250 grammes le matin et 250 grammes le soir, d'eau minérale.

Au 15 juillet, la proportion d'urée excrétée par nous était de 20 grammes.

Le poids du corps examiné tous les jours diminua de 500 grammes environ.

2e Expérience. — Au 15 septembre suivant, nous avons repris l'usage de l'eau de Vichy, mais cette fois sans nous astreindre à suivre un régime identique; car, dans notre première expérience, la quantité de nourriture que nous prenions était suffisante, durant les huit premiers jours, mais ne l'était plus quand nous nous étions soumis à l'usage de l'eau de Vichy. Nous reviendrons plus loin sur ce fait.

Le 15 septembre, la proportion d'urée atteignait 19 grammes; elle augmenta pendant les quinze jours suivants et arriva à 25 grammes. Notre poids s'était accru de 1 kilogramme.

3e Expérience. — M. R..., 55 ans. Tempérament lymphatique est sujet depuis plusieurs années à des hypersécrétions bilieuses qui entretiennent une diarrhée fréquente et très-abondante. Il accuse quelques douleurs rhumatoïdes.

L'analyse de l'urine, faite le 17 juillet 1875, nous donne 13 grammes d'urée ; le poids du corps est de 115 kiL 500.

Après vingt jours de traitement, c'est-à-dire le 6 août, l'analyse nous donne 18 grammes d'urée. Le poids du corps s'élevait alors à 116 kilogrammes.

4e EXPÉRIENCE. — M. D... 43 ans. D'une bonne santé habituelle, fait le commerce des vins depuis 11 ans, et s'est livré, depuis ce temps, à de fréquents écarts de régime. Il est fortement constitué et doué d'une force herculéenne.

Dans le courant de l'année 1874, il a senti ses forces diminuer, sa vigueur l'abandonner ; un peu de dyspnée; ses jambes, devenues faibles, enflaient quelquefois.

En mars 1875, après 30 kilomètres faits à pied, il a remarqué un peu de sang dans ses urines. Huit jours après : hématurie abondante. La quantité de sang est évaluée par le malade à environ 1 litre. La présence du sang persista quelques temps, mais en diminuant, et à la fin du même mois, les urines n'en contenaient plus de traces.

En avril, il enfla jusqu'à la ceinture et cet œdème, qui devint considérable, céda à la digitale au bout de trois semaines environ.

Depuis lors, un peu de bouffissure de la face, œdème des malléoles. Grande faiblesse physique. L'intelligence a considérablement diminué. La mémoire s'est affaiblie.

L'analyse de l'urine, faite le 6 août 1875, nous donna 4 grammes d'urée. Précipité albumineux.

Après quelques jours de traitement : amélioration rapide de tous les symptômes, l'appétit et les forces sont revenus, l'œdème a disparu.

Analyse du 27 août : urée 14 grammes.

5° EXPÉRIENCE. — M. D..., 32 ans, asthmatique, rhumatisant.

Analyse faite 31 août 1875 :

Urée.......... 11 grammes.
Poids.......... 75 kilog. 500 grammes.

Analyse du 26 septembre :

Urée.......... 19 grammes.
Poids.......... 76 kilog. 800 grammes.

6e Expérience. — M. X..., 28 ans. Anémie rhumatismale. A suivi tous les traitements possibles.

A son arrivée à Vichy, le 23 juin 1876, l'analyse de l'urine nous donne 14 grammes 500 d'urée, le poids du corps est de 145 livres.

Le 6 juillet ; urée 19 grammes. Le poids est de 149 livres.

Nous résumons dans le tableau suivant le résultat de nos analyses et de nos pesées :

		MOYENNES DE L'URÉE	+	−	POIDS	+	−
		gr.	gr.		kil.	kil.	kil.
1re expérience	1re période sans médicaments	15	5	»	»	»	0,500
	2e période avec médicaments	20					
2e expérience	1re période sans médicaments	19	6	»	»	1,000	»
	2e période avec médicaments	25					
3e expérience	1re période sans médicaments	13	5	»	115,500 / 116	1,500	»
	2e période avec médicaments	13					
4e expérience	1re période sans médicaments	4	10	»	»	»	»
	2e période avec médicaments	14					
5e expérience	1re période sans médicaments	11	8	»	75,600 / 76,800	1,200	»
	2e période avec médicaments	1					
6e expérience	1re période sans médicaments	14,5	4,5	»	72,500 / 74,500	2,000	»
	2e période avec médicaments	19					

Nous avons donc, dans ces expériences, constaté que l'eau de Vichy prise à des doses modérées augmentait l'excrétion de l'urée, c'est-à-dire agissait sur la nutrition en activant les oxydations, en

chauffant la machine animale, et nous en avons eu
une preuve bien frappante sur nous-mêmes, car, dans
notre première expérience, nous avons perdu environ 500 grammes de notre poids, et le régime identique que nous suivions était insuffisant. La *dépense*
organique était augmentée ; il aurait fallu, pour que
nous ne perdissions pas de notre poids, que la quantité d'aliments ingérés, c'est-à-dire la *recette*, établît
une sorte de compensation. Aussi, dans notre seconde expérience en suivant un régime réparateur,
c'est-à-dire, en fournissant des combustibles à notre
machine, nous avons rétabli l'équilibre qui aurait
bien pu ne pas se rétablir, si, dans la première expérience, nous avions continué longtemps l'usage du
médicament et le régime identique. Nous aurions
constaté, sans doute, une perte de poids croissante
et l'excès de la dénutrition sur l'assimilation aurait
pu probablement amener des résultats contraires à
ceux que nous obtenions.

C'est pourquoi, selon nous, il ne faut pas attribuer
une importance trop grande aux expériences de
Loffler qui fit prendre, en un si court espace de
temps, des doses relativement très-élevées, sans
doute en soumettant les cinq étudiants à un régime
identique.

Les expériences de Maurisset, de Rabuteau, de
Ritter, nos propres expériences, démontrent donc que
les alcalins augmentent bien les oxydations à doses
modérées.

Les recherches de Rabuteau, de Ritter, semblent
établir qu'à des doses élevées les alcalins diminuent
l'urée.

5

Pour Rabuteau, quand on donne des alcalins à petites doses, l'action oxydante est tout entière due au chlorure de sodium formé dans l'estomac aux dépens du suc gastrique. Pour lui, administrer des alcalins dans ces conditions, revient en réalité à prescrire du chlorure de sodium.

Qu'il se forme du chlorure de sodium, en certaine quantité dans l'estomac, le fait peut se concevoir, quoique aucune expérience directe ne l'établisse ; mais, que ce soit là la seule action produite par les alcalins, nous ne pouvons l'admettre, car elle est en contradiction avec les faits de l'alcalisation de l'urine, observés à Vichy après l'ingestion de deux verres d'eau minérale et expliqués, selon nous, par la rapide diffusion du sel de soude.

Nous aurons à nous demander si, dans certains cas pathologiques bien déterminés, il n'y aurait pas utilité à prescrire les alcalins à doses suffisantes pour diminuer l'urée. Encore une fois, malgré son importance, l'urée ne traduit pas à lui seul le mouvement moléculaire de la dénutrition. Bien d'autres éléments y prennent part et l'action des alcalins sur le mécanisme intime de la production de ces éléments est encore pleine d'obscurités.

Mais nous croyons qu'il est utile d'accepter les résultats de l'expérimentation et qu'il ne faut pas rejeter ceux qui, en apparence, sont contraires à la médication. C'est, on le sait, ce qui a toujours été fait dans cette question.

VIII

ACTION SUR LA FONCTION GLYCOGÉNIQUE

Depuis longtemps déjà les alcalins sont employés dans le but de combattre la glycosurie. Il s'agit de savoir quelle est l'action des médicaments sur la production du sucre dans l'économie.

Dans le but d'élucider ce point de thérapeutique expérimentale, M. Poggiale institua plusieurs séries d'expériences dont voici les conclusions :

« Dans les nombreuses expériences que nous « avons exécutées sur des lapins, des chiens, nous « avons toujours vu qu'en augmentant l'alcalinité du « sang, le sucre ne diminue pas, et que la quantité de « ce principe peut s'élever à 7 pour 100 dans les uri- « nes alcalines, lorsqu'on nourrit les animaux avec « des aliments féculents ou sucrés, additionnés de « bicarbonate de soude.

« Nous avons démontré avec MM. Cl. Bernard et « Lehmann, qu'en injectant dans la veine jugulaire « d'un lapin une solution de sucre et de bicarbonate « de soude, on retrouve dans les urines autant de su- « cre que quand l'injection se fait avec une solution « sucrée seulement.

« Enfin nous avons trouvé que les carbonates « alcalins n'agissent pas sur la glycose au-dessous « de 95° et qu'à cette température, elle éprouve si « lentement les métamorphoses qui la convertissent

« en eau et en acide carbonique, qu'on trouve en-
« core beaucoup de sucre si l'on prolonge l'ébulli-
« tion. La potasse et la soude ne détruisent le sucre
« qu'à une température élevée. »

Ces expériences de Poggiale visaient surtout la
théorie de Mialhe, comme on le voit. Mais, telles
quelles sont, démontrent-elles bien ce qu'elles pré-
tendent démontrer? On peut en douter. En effet, que
le bicarbonate de soude n'empêche pas le sucre injecté dans le sang, ou encore le sucre provenant
d'une alimentation sucrée ou fortement amylacée
de passer dans les urines, cela ne prouve rien de
l'action des alcalins et du bicarbonate de soude sur
la fonction glycogénique elle-même. Le sucre injecté
dans le sang passait dans les urines et il aurait été
bien surprenant qu'il en fût autrement ; cette façon
d'ingérer du sucre ne pouvait pas produire d'autre
effet, le glucose était éliminé comme toute substance
inassimilable et par conséquent inutile à l'organisme.
D'autre part, des faits tirés du règne végétal avaient
déjà permis de penser que le bicarbonate de soude
n'était pas sans action sur la formation du sucre.
Ainsi M. Frémy (1), arrosant un arbre avec une solution légèrement alcaline, vit que cette arbre ne
portait plus de fruits sucrés. M. Martin-Damou-
rette (2) a constaté qu'en arrosant la vigne avec de
l'urine ou une solution alcaline, la plante ne donnait
plus qu'un raisin à peu près privé de sucre.

Ainsi donc, de ces expériences, on peut conclure

(1) *Comptes rendus de l'Académie des sciences*, oct. 1844.
(2) Cité par M. Brouardel. *Loc. cit.*

que les alcalins ont la propriété de détruire la glycogénèse végétale.

Si des expériences analogues produisaient le même
résultat chez les animaux, la question aurait fait un
grand pas. Il ne s'agit pas tant, en effet, de savoir
si les alcalins peuvent empêcher une trop grande
quantité de sucre ingéré ou injecté de passer dans
les urines, c'est-à-dire d'être éliminé comme inutilisable, que de connaître l'influence que ces médicaments peuvent avoir sur la production du sucre dans
l'économie. — Au point de vue chimique la question
est résolue par les expériences de Poggiale, au point
de vue physiologique, elle ne l'est pas encore.

Cependant de très-remarquables expériences de
Pavy (1) et la diminution constante du sucre chez
les individus dont le régime est exclusivement azoté
et soumis à l'eau de Vichy permettraient, jusqu'à un
certain point, de conclure que la glycogénèse animale
est directement influencée par les alcalins.

Pour Pavy, sur la théorie duquel nous reviendrons
plus loin, le sucre ne peut se former aux dépens de
la matière glycogène du foie qu'à l'aide d'un ferment
spécial contenu dans le sang et dont l'action, pendant
la vie, serait suspendue par l'influence du système
nerveux. Cet auteur a cherché les substances qui
pourraient, dans la salive, neutraliser cet autre ferment, la diastase, et il a vu qu'en mettant en contact de la salive, de la matière amylacée et une solution de potasse, la transformation de la matière
amylacée en sucre ne se faisait pas.

(1) Pavy. *On diabetes,* London, 1869.

L'expérimentateur chercha alors à déterminer si les alcalins, qui rendent inerte la diastase salivaire, ont la même action sur la matière glycogène du foie. Il injecta une solution concentrée de potasse dans la veine porte d'un chien, aussitôt après la mort, par conséquent, suivant lui, avant que la matière glycogène ait subi aucune transformation. L'analyse du foie démontra qu'il n'existait pas de matière sucrée. Mais si, au lieu de faire l'expérience de suite après la mort, le sucre se produit au bout de quelques instants et l'injection de potasse dans la veine porte prouve que cette solution est sans action sur le sucre déjà formé ; c'est donc bien, selon Pavy, sur la matière glycogène qu'agit la potasse. Elle peut empêcher la formation du sucre, mais non le détruire quand il est formé.

Pavy a répété ses expériences avec le carbonate de soude et il a vu que ce sel agissait de la même manière que la potasse. Voici la belle expérience qu'il fit et qui est résumée ainsi par M. Brouardel : il serra par une ligature un certain nombre de lobules du foie, qui étaient ainsi séparés du reste de la circulation hépatique, puis il injecta une solution de bicarbonate de soude dans la veine porte ; les parties dans lesquelles l'injection avait pénétré ne contenaient pas de sucre, les lobules qui avaient été séparés par la ligature, c'est-à-dire ceux qui avaient échappé à l'influence du bicarbonate de soude contenaient du sucre.

Ce qui ressort donc des expériences de Pavy, c'est que le bicarbonate de soude et, d'une façon générale, les alcalins ne détruisent pas le sucre déjà formé dans l'organisme, mais diminuent et même empêchent la formation du sucre aux dépens de la matière glycogène du foie.

Les expériences de M. Poggiale montrent que le bicarbonate de soude n'agit sur le sucre qu'à une température irréalisable dans l'économie, que ce sel, mis dans le sang en contact avec le sucre, ne le détruit pas, ce qui est confirmé par une partie des expériences de Pavy; d'autre part, les nombreuses analyses d'urine de diabétiques traités à Vichy, qui montrent la diminution ou la disparition du sucre, et par conséquent la réalité de l'action bienfaisante de cette thérapeutique, pourraient porter à croire que les alcalins doivent être considérés comme ayant une action spéciale sur la fonction glycogénique elle-même.

De nouvelles expériences sont nécessaires sur ce point, mais nous verrons, en parlant du diabète, que si cette action prémonitoire des eaux de Vichy sur la formation du sucre animal peut être invoquée, elle n'est pas la seule façon de concevoir l'action du médicament dans cette maladie.

Tels qu'ils sont, cependant, ces résultats méritent d'attirer l'attention des physiologistes et des médecins, et nous paraissent d'une incontestable importance dans l'histoire physiologique de l'eau de Vichy.

IX

ACTION SUR LES SÉCRÉTIONS ET LES EXCRÉTIONS

L'action physiologique des alcalins, et surtout des alcalins sodiques sur les sécrétions nous paraissent être la conséquence de leurs propriétés osmotiques.

En raison de ces propriétés, nous voyons les sels de soude se diffuser avec une grande rapidité. Les sécrétions des muqueuses sont.excitées, et nous avons dit qu'on pouvait ainsi expliquer la diarrhée qui se produit après l'ingestion de fortes doses d'eau de Vichy.

Nous avons dit aussi que les sécrétions traduisent par leur changement de réaction la présence du sel alcalin. — Les sécrétions acides tendent à devenir alcalines, les sécrétions alcalines normalement le deviennent plus encore.

Sueur.

Aucun fait bien observé n'a démontré que les sécrétions et les excrétions soient augmentées de quantité. Ainsi la sueur devient neutre ou alcaline, mais sa quantité ne paraît pas augmentée. Cette sécrétion, la plupart du temps abolie dans le diabète, se rétablit, mais sans jamais atteindre de grandes proportions. La sécheresse de la bouche, qui diminue ou disparaît dans cette maladie, sous l'influence de l'eau de Vichy, montre bien encore les propriétés excitantes de l'eau alcaline.

Sécrétion bron-chique.

La sécrétion bronchique paraît fluidifiée sous

cette influence, et ainsi peut s'expliquer le bon effet obtenu dans le traitement des bronchites chroniques par les alcalins. De plus, selon Virchow, ces médicaments exercent sur les épithéliums vibratils une action spéciale. Ceux-ci sembleraient reprendre leur vitalité perdue et être excités dans leur activité.

EXCRÉTION URINAIRE. — VARIATION DANS LA QUANTITÉ DE L'URINE EXCRÉTÉE

On a admis, depuis longtemps, que les sels alcalins augmentaient la quantité de l'urine, c'est-à-dire qu'ils étaient diurétiques; mais les expériences précises manquent à cet égard, et la plupart des auteurs qui ont étudié l'action des alcalins sur la production de l'urée n'ont pas observé leurs effets diurétiques, ou du moins, ceux-ci ont été fort peu sensibles.

D'après Rabuteau, les alcalins seraient légèrement diurétiques quand ils rendent la réaction de l'urine alcaline. Ils ne jouiraient donc de cette propriété qu'à des doses relativement fortes. Ainsi, dans les deux expériences faites par cet auteur avec les bicarbonates de soude et de potasse, à la dose de 5 grammes par jour, les quantités des urines étaient, avant les expériences, de 1,210 grammes et de 1,148, elles devinrent de 1,188 et 1,135. — Avec le bicarbonate de potasse à la dose de 6 grammes, l'excrétion urinaire s'éleva de 1,117 à 1,267 grammes.

Nous voyons, d'autre part, que l'individu observé

Les alcalins sont

par M. Z. Puppier, qui absorbait des doses égales à 16 et 20 grammes de bicarbonate de soude par jour n'avait pas de diurèse, quoique ses urines fussent naturellement devenues alcalines. Ce fait est donc en contradiction avec l'opinion de M. Rabuteau.

En résumé, si les alcalins sont diurétiques, ils le sont fort peu, et c'est encore en vertu de leurs propriétés dyalitiques qu'ils le seraient. — Observons encore que les sels de potasse paraissent un peu plus actifs sous ce rapport que les sels de soude. A Vichy, on n'observe guère de véritable action diurétique. La proportion des urines paraît augmenter surtout suivant la quantité d'eau ingérée.

RÉACTION DE L'URINE

A propos de l'élimination des alcalins, nous avons dit que l'urine perdait de son acidité pour devenir neutre, puis alcaline.

Nous avons vu aussi que les opinions des auteurs variaient beaucoup sur la quantité de bicarbonates alcalins nécessaires pour produire la réaction alcaline. D'Arcet dit que deux verres suffisent pour obtenir ce résultat qui persiste pendant environ 9 heures.

Pour Rabuteau et Constant Boghoss qui ont en vue la réaction générale de l'urine, c'est-à-dire de l'urine, des 24 heures, il faut une dose assez forte de bicarbonate pour obtenir l'alcalisation. On connaît déjà les conditions de leurs expériences ; dans les deux premières, l'urine resta acide,

dans la troisième seulement, elle devint légèrement alcaline.

Il faut noter que, dans ces expériences, les sels de
soude et de potasse étaient pris au moment des repas;
à Vichy, en général, on boit l'eau minérale à jeun et
surtout le matin. Les conditions de l'expérience varient donc, et l'influence de ce fait n'est peut-être pas
sans importance sur le résultat obtenu.

Pour nous, nous pensons que deux ou trois verres
d'eau de Vichy, matin et soir, suffisent pour changer
la réaction de l'urine.

ACTION DE L'EAU DE VICHY SUR L'ACIDE URIQUE
ET LES URATES

Nous avons vu que la proportion d'urée excrétée
indiquait l'état des combustions des matériaux azotés
de l'économie. Mais l'urine contient normalement
une certaine quantité d'acide urique ou d'urates
qui représentent un degré moindre d'oxydation de
ces mêmes substances. Nous aurions donc dû, logi-
quement, étudier cette action à propos de la nutrition ;
mais, d'une part, les observations précises manquent,
et, d'autre part, c'est à une action dissolvante aussi
qu'on doit l'intervention des alcalins dans la diathèse
urique.

La proportion d'acide urique contenu dans l'urine
varie beaucoup, selon les auteurs, parce que les uns
ont évalué seulement l'acide urique libre, tandis que
les autres ont tenu compte de l'acide urique et des
urates. Cette proportion dans les 24 heures serait de

0 gr. 52 d'après Becquerel; de 0 gr. 90 d'après Lehmann; de 0 gr. 70 d'après Ranke; de 0 30 à 0 40 d'après Beale, et enfin d'après Garrod de 0 gr. 5176, en moyenne.

L'administration des alcalins a un double effet sur l'acide urique et les urates. Par leur action sur la nutrition, ils doivent en influencer la production, et quand l'acide urique a pris naissance, ils possèdent, théoriquement du moins, la propriété de les dissoudre. En effet, l'acide urique n'est que très-peu soluble dans l'eau; mais, si l'on ajoute un peu de carbonate de soude, on voit immédiatement l'acide urique se dissoudre; il s'est formé de l'urate de soude, très-soluble dans l'eau, surtout à chaud.

C'est à son action sur la nutrition, d'une part, et à sa propriété dissolvante, d'autre part, que le bicarbonate de soude doit d'être employé dans la diathèse urique, comme nous le verrons plus loin.

CHAPITRE II

Après ce rapide exposé de l'histoire physiologique des alcalins, nous allons examiner si les résultats thérapeutiques ne peuvent s'expliquer par leur action physiologique dans les principaux états morbides qui relèvent de la médication alcaline ; mais nous avons cru devoir surtout insister sur le *diabète*, parce que, comme on l'a vu, Griesinger et Hirtz, au nom de la clinique, Rabuteau, au nom de la physiologie expérimentale, proscrivent les eaux alcalines du traitement de cette maladie, ou, du moins, ne leur reconnaissent aucun avantage sur les autres modes de traitement.

Nous avons fait précéder et suivre cet essai de thérapeutique expérimentale appliquée au diabète de l'étude sommaire des dyspepsies et de la diathèse urique. Nous disons quelques mots des dyspepsies parce que dans le plus grand nombre des cas, un des premiers effets de la médication alcaline thermale est une action bienfaisante sur les fonctions digestives ; nous avons parlé de la diathèse urique, parce que cet état morbide est souvent lié au diabète,

et qu'il semble que les corrélations les plus grandes
existent dans la physiologie pathologique de ces
deux troubles morbides et dans le traitement qui
leur est applicable.

I

DYSPEPSIES

Sous ce nom on a rangé un certain nombre
d'états morbides qui ont, pour trait commun, une
difficulté dans la digestion. La dyspepsie est donc
un symptôme commun à un certain nombre d'états
morbides, surtout aux maladies chroniques, et le
point de départ exclusif de l'affection dans l'estomac
lui-même n'est point conforme à la réalité des faits.
Si nous pouvions nous étendre sur ce sujet nous aurions mis à profit les belles leçons de M. Sée, qui
établissent nettement ce fait clinique.

La diversité des médications suffirait du reste, à
elle seule, pour faire comprendre qu'il y a des *dys-*
pepsies, et qu'elles ont une origine très-différente.
On se souvient du chapitre de la clinique de Trousseau où est exposé la thérapeutique des dyspepsies.
Il est une preuve bien convaincante de ce que nous
avançons ici.

Cependant étant donné un individu dont les
fonctions stomacales sont altérées par un défaut de
sécrétion du suc gastrique, le bicarbonate de soude
et, par conséquent, l'eau de Vichy, sont nettement

indiqués. Nous avons vu, en effet, que les expériences de Cl. Bernard et de Blondlot ont démontré que les alcalins activaient la sécrétion du suc gastrique. Dans ce cas un peu de bicarbonate de soude, 1/2 verre à 1 verre d'eau de Vichy, pris quelques instants avant le repas, seront toujours suivis d'une amélioration notable.

Nous avons dit que la dyspepsie était un des symptômes les plus fréquents des maladies chroniques à tel point que Beau la considérait comme la cause et non l'effet des maladies ; on comprend dès lors que les alcalins aient une action favorable sur ces maladies en activant les fonctions digestives. On voit en effet des malades arrivés à Vichy dans un état d'alanguissement complet des fonctions digestives qui, en peu de jours, recouvrent un appétit perdu depuis longtemps, au grand bénéfice de la santé générale.

Ainsi donc on conviendra que, dans ces états dyspeptiques, l'administration de l'eau de Vichy repose sur les données physiologiques les mieux établies par l'expérimentation.

De plus, l'eau de Vichy offre réunis les avantages des alcalins et de l'acide carbonique. Ce dernier corps a des propriétés anesthésiques qui trouvent leur emploi dans certaines dyspepsies hyperesthésiques.

I I

DIABÈTE SUCRÉ

Nous avons vu que la médication alcaline était depuis longtemps en usage dans la thérapeutique du diabète sucré. C'est aussi sur son efficacité dans cette maladie, sur la façon d'en concevoir les effets, que les auteurs diffèrent d'opinion.

A notre tour, nous allons chercher brièvement à rappeler les notions que nous possédons sur la nature du diabète, afin de comprendre le but thérapeutique à atteindre.

Sous ce nom on désigne une maladie caractérisée par la présence du sucre dans l'urine, et cela d'une façon constante et durable. La présence du sucre dans l'urine est la conséquence de la maladie, et n'en est pas la cause. La glycosurie est le symptôme fondamental du diabète.

Mais quelle est la cause de la glycosurie ? La première opinion qui fut acceptée attribuait la présence du sucre dans l'urine à une affection rénale, elle est depuis longtemps abandonnée par tout le monde.

Plus tard on admit que la présence du sucre était produite par la transformation des aliments et c'était, il faut en convenir, la conception la plus naturelle. Cette théorie fut d'abord formulée par Rollo, qui institua un traitement de la maladie basé sur l'idée

que l'estomac était le siége de la maladie. Parmi
ses conclusions, nous relevons les deux suivantes :
« Le diabète est une maladie de l'estomac pro-
« venant de quelques changements morbifiques dans
« les puissances naturelles de la digestion et de l'as-
« similation.

« La matière sucrée qu'on trouve dans l'urine est
« formée dans l'estomac et elle doit surtout sa forma-
« tion aux substances végétales, comme le prouvent
« les effets immédiats produits par l'abstinence de
« végétaux et l'usage de la diète animale exclusive. »

Cette théorie a été reprise par Mac. Gregor et par
M. Bouchardat, qui l'a développée, dans une série de
mémoires dont le premier date de 1838 et dont il a
réuni récemment la substance dans un ouvrage remarquable.

Pour M. Bouchardat, la digestion des aliments
féculents, chez l'homme sain et chez le diabétique,
diffère en ce que, chez l'homme sain, la transformation
est lente et se fait dans l'intestin, tandis que, chez
les diabétiques, elle est rapide et se fait dans l'estomac. La maladie consisterait donc dans une
exagération d'une fonction normale.

Mais Cl. Bernard vint démontrer que le sucre
peut se former dans l'organisme sans le concours
des aliments amylacés et que le foie est l'organe
formateur de ce sucre animal ; depuis lors, toutes
les théories du diabète prirent une direction nou-
velle.

D'après les expériences mémorables de notre grand
physiologiste, les animaux comme les végétaux ont
la propriété de produire du sucre. Jusqu'alors, en

effet, on pensait que les végétaux seuls possédaient ce pouvoir. Mais Cl. Bernard montra qu'il en était de même des animaux et que l'organe qui fabriquait le sucre était le foie. Cette formation se faisait aux dépens d'une substance particulière, sorte d'amidon animal, qu'il appela substance glycogène.

Plus tard il démontra que cette propriété du foie se continuait même quand on sacrifiait l'animal, et par conséquent que cette propriété glycogénique ne devrait pas être regardée comme un processus vital.

Cette fécule animale provient pour Cl. Bernard des matières albuminoïdes, tandis que Collin, Bence Jones, Giraud-Teulon, la regardent comme un produit de transformation des matières grasses.

Pour Heynsius, la matière glycogène du foie devrait être considérée comme un produit de dédoublement des matières azotées neutres de l'économie, et selon lui, en même temps que se forme cette substance glycogène, prend naissance à côté d'elle une matière azotée particulière, qu'il appelle *mère de l'urée*, substance analogue ou identique à la sarkine, l'hypoxanthine ou la xanthine, corps qui se rapprochent de l'acide urique par leur composition, et qui peuvent se transformer, par les oxydations, en urée. — Notons, en passant, ce rapprochement entre le sucre et l'urée.

Puisque, d'après Cl. Bernard, la glycosurie est une fonction normale qui incombe au foie dans l'économie animale, on devait se demander alors pourquoi chez les diabétiques le sucre s'accumule dans le sang pour être finalement éliminé par les urines, tandis que.

chez l'individu en bonne santé, ce sucre est brûlé et sert ainsi aux transmutations organiques.

Deux hypothèses pouvaient être invoquées : ou bien, le sucre est produit en quantité excessive, ou bien encore, il est produit en quantité normale, mais il n'est pas brûlé.

Puisque le foie est l'organe formateur du sucre, dans la première hypothèse, on pouvait invoquer une lésion du foie. On avait quelquefois noté l'hypérémie du foie chez les diabétiques, il semblait naturel de lui attribuer cette hypersécrétion.

Mais il y a un grand nombre d'individus, arrivés à la période moyenne de la vie, qui présentent des lésions du foie, et en particulier l'hypérémie ; or, chez ces malades, on n'observe pas généralement de production de sucre en excès.

Dans la seconde hypothèse, au contraire, il faudrait admettre que, par suite d'un apport moins considérable d'oxygène ou par suite de lésions des organes où la combustion s'opère, le sucre n'est pas entièrement brûlé et s'accumule dans le sang.

Pour M. Alvaro Reynoso (1), le sucre se détruit sous l'influence de la respiration. Il en trouve la preuve dans le fait expérimental suivant : le sang veineux, avant de traverser le poumon, contient du sucre ; au delà du poumon, il n'en contient plus, s'il n'y a pas d'entraves à la respiration. Donc, si le sucre est éliminé en excès par les urines, c'est qu'il y a

_____

(1) Alvaro Reynoso. *Mémoire sur la présence du sucre dans les urines*, Paris, 1853.

un obstacle à l'hématose et les stimulants de la respiration doivent être prescrits.

Pour Bence Jones (1), le diabète aurait son point de départ dans une oxydation insuffisante. Seulement, la combustion du sucre dans l'organisme constituerait un processus de fermentation qui s'arrête, dès qu'il est troublé par une influence quelconque.

Pettenkofer et Voït (2) ont cherché à édifier une théorie du diabète, et, pour arriver à ce but, ils ont institué un grand nombre d'expériences très-intéressantes ; ils sont arrivés à des résultats qui peuvent être résumés ainsi : d'une part, les échanges nutritifs sont plus considérables chez le diabétique que chez l'homme bien portant, et, quoique le premier ingère une grande quantité d'aliments, on peut le considérer comme en état d'inanition permanent; — d'autre part, le diabétique absorbe moins d'oxygène que l'homme sain.

Ces faits, en apparence paradoxaux, avaient frappé ces auteurs, et ils se sont demandé comment l'augmentation des échanges nutritifs pouvait se concilier avec une diminution dans l'apport de l'oxygène.

Voici comment ils tentent d'expliquer ces deux ordres de phénomènes : chez le diabétique, l'albumine des tissus est moins stable, et c'est pourquoi tous les tissus du diabétique ont de la tendance à se

---

(1) Bence-Jones. *Lectures* ou *Some of the applications of chimistry and mechanics to pathology and therapeutic,* London, 1867. Passim : *Medical times,* etc.

(2) Voït et Pettenkofer. *Reitschrift für Biologie,* II. B. d. 4 Heft; und III. B. d. 4 Heft.

nécroser, à se gangrener. De plus, on peut admettre que la diminution dans la quantité d'oxygène inspiré est due soit à une diminution dans le nombre des hématies, soit à une aptitude moindre de celles-ci à absorber l'oxygène, soit enfin, à ce que les tissus eux-mêmes sont dans un état tel qu'ils emprunteraient au sang une quantité moindre d'oxygène.

On comprend que, dans cette opinion, la glycosurie en elle-même n'est qu'un phénomène accessoire et secondaire, mais que le diabète et son grand danger gisent tout entiers dans cette disposition morbide des tissus.

Seulement, on peut, se demander si les deux anomalies signalées par les auteurs allemands ne sont pas plutôt l'effet que la cause de la maladie.

On peut, en effet, trouver d'autres explications à ces faits ; ainsi Meissner attribue la diminution de l'apport de l'oxygène à ce que le diabétique élimine, sans les brûler, les matériaux qui, sous toute autre forme, s'oxyderaient en absorbant une grande quantité d'oxygène ; ainsi le sucre n'étant pas brûlé, le besoin d'oxygène devient moindre.

Pour ce qui est de la désassimilation plus grande des aliments et des tissus, on peut aussi trouver d'autres explications. Ainsi, pour Seegen (1), ce mouvement dénutritif plus accusé est dû à ce que le corps, devant fournir une certaine somme de travail, devant aussi maintenir sa température à un certain degré, et éliminant une partie des substances qui normalement doivent être brûlées, et par consé-

(1) Seegen. *Der Diabetes mellitus,* Berlin, 1875. 2º édilio .

quent produire un effet utile, trouve alors dans les
éléments mêmes de nos tissus la matière de ce mouvement de dénutrition.

D'autres auteurs, en particulier Huppert (1), s'appuyant sur les phénomènes de cachexie et l'augmentation de l'urée, admettent que le diabète reconnaît
pour cause un accroissement de la désassimilation
de nos tissus, et surtout de la substance musculaire : le sucre serait produit par la décomposition
des albuminates.

Mais de nouvelles théories surgirent dans une
autre direction, alors que les travaux de Pavy et de
Schiff vinrent démontrer que l'organisme vivant et
normal ne produit pas de sucre.

Pour Pavy, comme pour Schiff, la matière glycogène contenue dans le foie ne peut développer et
produire du sucre que sous l'influence d'un ferment
analogue à la diastase salivaire. Seulement, pour
Pavy, ce ferment existe dans l'organisme vivant,
mais est maintenu inactif par l'influence du système
nerveux, tandis que, pour Schiff, le sang ne contient
pas ce ferment qui ne se développe qu'après la
mort.

Les travaux de Cl. Bernard avaient porté les observateurs à admettre dans la formation du sucre
un processus normal ; les nouvelles doctrines tendent
à faire considérer cette formation comme un processus anormal. Seulement, il fallait se demander comment ce processus pouvait se produire, sous l'in-

(1) Huppert. *Über die Glycosurie bei Cholera.* (Archiv. für
Heilkunde VIII.)

fluence de quelles causes la matière glycogène du foie donnait naissance à du sucre.

La question est loin d'être résolue à l'heure actuelle ; mais la physiologie expérimentale nous montre qu'il est possible de développer un diabète artificiel, en imprimant certaines modifications au système vasculaire sanguin ; — au sang ; — au système nerveux.

Ainsi, pour prendre quelques exemples, on a vu que de violents efforts musculaires, en particulier des muscles abdominaux, amenaient quelquefois le passage du sucre dans les urines. Ainsi, Cl. Bernard, Pavy et d'autres expérimentateurs ont vu que, quand on extrait du sang à un *animal* qui se *débat*, ce sang contenait du glycose.

De plus, on a reconnu qu'il se produit souvent du sucre chez les animaux chloroformés. Cl. Bernard (1) a démontré que l'éther, injecté dans le sang, amenait aussi de la glycosurie. Les mêmes remarques ont été faites pour le nitrite d'amyle, et enfin pour le curare, dont les propriétés glycogéniques ont été bien des fois constatées.

Quant aux lésions du système nerveux, capables d'amener la formation du sucre, elles portent sur certaines portions de la moelle allongée et du grand sympathique.

C'est encore à Cl. Bernard que revient le mérite de cette importante découverte. Il montra que les lésions expérimentales du plancher du 4e ventricule amenaient la présence du sucre dans les urines. Cette découverte

_____

(1) Leçons sur les substances toxiques et médicamenteuses, 1857.

a été partout confirmée, non-seulement par l'expérimentation, mais encore par les observations ana-
tomo-pathologiques. Les lésions du système nerveux
qui sont capables de produire la glycosurie sont : celles
du plancher du 4° ventricule, l'excitation du bout
central du nerf vague, la section de la moelle allongée avec respiration artificielle, la section du
ganglion cervical inférieur et du ganglion thoracique
supérieur.

Cl. Bernard, analysant le mécanisme de ces lésions
nerveuses, au point de vue du diabète, pense que
c'est par la moelle épinière et les vaso-moteurs que
cette action s'est transmise à la glande hépatique.
Ainsi l'excitation du bout central du pneumo-gas-
trique, par exemple, serait l'irritation primitive, à
laquelle succéderait l'effet vaso-moteur, et, sous
cette influence, le courant sanguin, rendu plus éner-
gique, enlève alors au foie une plus grande quantité
de sucre. Pour Schiff, la piqûre du plancher du 4° ventricule amène une hypérémie paralytique de l'intestin,
et le ferment apte à transformer la matière glycogène
en sucre se produit alors.

« En résumé, tout porte à croire, dit M. Lecor-
« ché (1) que, la voie que suit cette irritation nerveuse
« ne serait autre que le grand sympathique; en effet,
« c'est en coupant les filets de ces nerfs qu'on empêche
« le diabète de se produire. »

De tous ces faits, que conclure au point de vue de

(1) Lecorché. *Du diabète sucré*, Paris, 1877.

la cause du diabète sucré ? Dans quel sens diriger la médication ?

Si, à un certain nombre de diabétiques, on supprime les substances amylacées et qu'on leur donne un régime absolument azoté, il peut se présenter trois cas : quelques-uns verront la production du sucre s'arrêter, et par conséquent les urines n'en contiendront point ; chez les autres le sucre continuera à se produire, soit en moindre quantité, soit en égale quantité. Ces derniers feraient encore du sucre, si on les soumettait à la diète absolue (1). Donc on peut admettre qu'il y a plusieurs causes au diabète, et que, si la maladie est un vice de la nutrition sous la dépendance d'une excitation nerveuse, il y a plusieurs modalités à ce trouble de l'assimilation et de la désassimilation.

Pour bien fixer les idées sur ces troubles des échanges nutritifs, pour montrer comment vit le diabétique, nous allons résumer le tableau comparé de Gœthchens (2). On sait que l'auteur s'est adjoint un diabétique, et qu'il a partagé sa manière de vivre. L'un et l'autre ont pris du bicarbonate de soude, et l'on comprend l'importance des résultats obtenus dans ce cas pour notre étude particulière.

Des échanges nutritifs chez le diabétique.

Dans la première série d'expériences, les expérimentateurs suivirent un régime essentiellement

(1) Jaccoud. *Clinique médicale.*

(2) Gœthchens. Über den *Stoffwechsel eines Diabetikers, verglichen mit den eines Gesunden,* Dorpat, 1866. (Sur les échanges nutritifs d'un diabétique, comparés à ceux d'un homme sain.) Analysé dans la thèse de M. Andrey, 1869.

azoté (environ 1,500 gr. de viande par jour). Dans la
seconde, ils se soumirent à l'usage du bicarbonate de
soude.

1re EXPÉRIENCE. RÉGIME AZOTÉ

	Diabétique.	Homme sain.
Urines.	3.464 gr.	2.318 gr.
Excréments	227	96
Sucre	271	traces
Urée	68	52
Chlorure de sodium . . .	15	10
Poids. . . . . . . perte	253 gr.	gain 45 gr.
Température	36° 3	37° 15

2° EXPÉRIENCE, AVEC ADJONCTION DU BICARBONATE DE SOUDE (DOSE:?)

	Diabétique.	Homme sain.
Urine . . . . : .	795	1.563
Excréments	123	123
Sucre	197	0
Urée	54	42
Chlorure de sodium . . .	12	10
Poids. . . . . gain de	296 gr.	perte de quelques grammes
Température	36° 7	

Nous compléterons ce tableau de la nutrition chez
le diabétique en examinant les résultats obtenus
par d'autres expérimentateurs.

Nous avons vu que les diabétiques, d'après Voït
et Pettenkoffer, absorbaient moins d'oxygène qu'à
l'état normal; ainsi, avec une alimentation mixte,
l'oxygène absorbé par un diabétique était de 685 gr.,
tandis que cette quantité s'élève à 832 grammes chez
l'homme sain; sous l'influence d'une médication azo-

tée, le diabétique n'absorbait que 615 gr. d'oxygène, tandis que l'homme sain en absorbait 865 grammes.

Ainsi donc : absorption moindre d'oxygène, et par conséquent, exhalation moindre d'eau carbonique.

Nous voyons, d'après les tableaux de Gœthchens, que la perte de chlorure de sodium augmente beaucoup ; ainsi, d'après Thierfelder et Uhle, la moyenne qui est de 11 gr. s'élève parfois jusqu'à 33 gr. Cette diminution a certainement une influence très-grande sur la nutrition du diabétique. A ce point de vue, celui-ci diffère de l'individu soumis à l'inanition. En effet, dans ce dernier état, Bidder et Schmidt ont démontré que le chlorure de sodium disparaît de l'urine, quoique le sang en contienne encore une certaine proportion qui semble indispensable à la vie. Ce fait est expliqué par une loi physiologique établie par Bezold, et d'après laquelle la proportion des alcalis fixes est dans un rapport constant avec le poids du corps.

Ainsi donc, le diabétique diffère de l'individu soumis à l'inanition, car la loi de Bezold n'est plus exacte, la déperdition de chlorure de sodium continuant, alors même que les aliments n'en contiennent pas.

Von Marck (1) explique ce fait par l'affinité qui existe entre le sel marin et le sucre. Pour cet auteur, le sucre entraînerait le chlorure de sodium en vertu de ses affinités chimiques.

Nous voyons aussi que l'urée excrétée augmente dans le diabète. On a cru et professé longtemps que

(1) *Henle und Meisner Bericht.*

ce produit diminuait dans cet état morbide, et, peut-être, ce résultat est-il dû à ce que l'on dosait la quantité d'urée par rapport à la·quantité d'urine excrétée, qui est très-élevée, comme on le sait, puisque la polyurie est un des caractères du diabète, et, par ce moyen, on arrivait à trouver une proportion bien inférieure à la normale. Mais ce n'est pas ainsi qu'il faut procéder dans une pareille recherche. Il importe, au contraire, de connaître la quantité totale d'urée excrétée dans les 24 heures, et des recherches modernes établissent nettement cette augmentation absolue. Ainsi, un diabétique soumis à un régime mixte excrétait 94 gr. d'urée par jour (Mosler); un autre en rendait 80, 90 et même 100 gr. (Thierfelder et Uhle (1). Les chiffres donnés par Heynsius, Garrod, Christison et Boecker varient entre 45 et 65 gr. Seegen indique 42 gr. comme moyenne ; mais il cite de nombreux exemples de malades qui en excrétaient une plus grande proportion.

Il convient de faire remarquer, avec le professeur Jaccoud (2), que le chiffre total de l'urée provient, d'une part, de la perturbation nutritive, résultant de la maladie, et doit alors varier suivant la période de la maladie, et, d'autre part, du régime, c'est-à-dire de la quantité et de la qualité des aliments.

Si nous examinons maintenant les variations observées dans les autres produits moins oxygénés que l'urée, et qui devraient, par leur augmentation,

---

(1) *Arch. für phys. Heilkunde*, 1858.
(2) Jaccoud. *Clinique médicale et nouveau dict. de méd. et de chir. pratiques.*

témoigner d'une combustion imparfaite des matières azotées de l'alimentation et de l'organisme, comme on serait en droit de le préjuger, puisque le diabétique absorbe moins d'oxygène que dans l'état normal, nous les trouverons, en général, diminués de proportion ; ainsi l'acide urique est généralement au-dessous de la moyenne physiologique.

La créatinine qu'on croyait augmentée d'après les recherches de Léo Maly et dans une proportion considérable, diminue au contraire, d'après Winogradoff, qui a eu l'occasion d'examiner le même malade que Léo Maly. Ces derniers résultats sont du reste confirmés par Stopczansky et Gœthchens.

L'acide hippurique et l'acide phosphorique restent dans les limites normales, tandis que les sulfates subissent une augmentation de plus du double (Jaccoud).

Ainsi donc, chez le diabétique, outre l'élimination considérable d'eau ou polyurie, nous voyons qu'il y a augmentation de l'urée, diminution de la température et du poids.

Mais ce mouvement dénutritif présente de bien grandes singularités, et, en disant que le diabète est une maladie caractérisée par une dénutrition excessive, on n'explique guère les faits relatés plus haut.

Si l'urée est le produit de la combustion des matières azotées, comment concilier ce fait avec l'inspiration moindre d'oxygène ?

On a vu les explications données par quelques auteurs à ce sujet ; on dit que le sucre n'étant pas brûlé, le travail et la chaleur doivent se produire aux dépens d'autres substances et, entre autres, de matériaux azotés de nos tissus, des albuminates, surtout de la chair musculaire. Dans ces cas, il se produirait ce phénomène appelé par M. Jaccoud l'*autophagie du diabétique*. Mais que l'urée provienne de la combustion des aliments, ou de nos tissus mêmes, il reste à expliquer le besoin moindre d'oxygène, et ce n'est pas une oxydation insuffisante qui brûle nos tissus, puisque les produits moins oxygénés font défaut.

Applications thérapeutiques.

Trouvons-nous dans l'histoire physiologique des alcalins des explications relativement à leur bon effet thérapeutique, et peut-on, par la physiologie expérimentale, baser son opinion, quant à leur action, dans le diabète ? Telle est la question que nous devons nous poser maintenant.

Cette salutaire action des eaux de Vichy, nous l'avons déjà constaté, n'est plus niée que par un très-petit nombre de cliniciens, et nous aimons à mettre encore sous les yeux du lecteur un témoignage d'une haute valeur : « Le fait pratique est « des plus positifs, alors même que les alcalins ne « guérissent pas, ils soulagent toujours et amé- « liorent notablement l'état des malades (Jac- « coud. »

Il serait superflu de citer toutes les autorités qui protestent contre l'exagération de Griesinger et de M. Hirtz, mais constatons que, sur cette question, tous les médecins de Vichy ont toujours été d'accord, Prunelle aussi bien que Petit ; enfin, l'ouvrage de M. Durand-Fardel sur le diabète contient des documents sur la valeur desquels il est étonnant qu'on hésite.

La quantité de sucre contenu dans les urines diminue pour ainsi dire toujours, disparaît quelquefois, et même, dans les cas où la quantité de sucre n'a pas diminué, les malades ont néanmoins retiré un effet salutaire, quoique plus éloigné, de la médication thermale.

Nous avons emprunté à M. Durand-Fardel un tableau qui montre bien cette diminution ou cette disparition du sucre :

LE DIABÈTE a été reconnu et traité depuis	SUCRE à l'arrivée à Vichy gr.	DURÉE du traitement thermal jours	SUCRE après le traitement gr.
1. Quelques années . . .	40	12	6
2. 1 an	30	20	15
3. 8 mois	33	25	16
4. 2 ans.	68	20	12
5. Indéterminé.	2,20	20	1,35
6. 2 ans.	9	25	traces
7. 6 ans.	40	34	10
8. Quelques mois	14	18	4
9. 1 an	16	17	3
10. Pl. années	20	28	traces
11. 2 ans.	20	15	15
12. 4 ans.	25	6	17
13. 5 ans.	3	13	0
14. 6 mois	15 (matin) 12 (soir)	18	4 12
15. Récent	7 (matin) 12 (soir)	20	0 0
16. Quelques mois	var. de 4 à 25	15	0
17. 6 mois	55	30	48
18. 2 ans.	12	30	traces
19. 3 mois	25 (matin) 41 (soir)	20	0 4
20. Plus d'un an	16	20	14
21. Plusieurs années. . .	6	15	0
22. 6 mois	30	22	25
23. ?	quant. not.	11	0
24. 5 ans.	10 à 15	11	0
25. 9 mois	beaucoup	23	0
26. Quelques mois	20 à 30	quelques jours	0
27. 1 an	50	28	43
28. 2 ans (même sujet) . .	45	12	32
29. 6 ans.	48	20 6	17 traces
30. Indéterminé, ...	3	28	0,80
31. 10 mois.	14	12	2,00
32. 1 mois	20	20 15	0 0
33. 3 ans.	27	25 22	1,00 4,00
34. 1 mois	60	26	0
35. Récent	50	20	10
36. 5 ans.	18	20	5,00
37. Indéterminé.	28	8	18
38. 8 mois	29	36 5	5 29
39. 3 ans.	45	10 20 20 8	7 4 28 51
40. 1 an	51	14 17 20	45 28 25

Cette diminution du sucre se fait généralement avec une très-grande rapidité.

Comment agit le bicarbonate de soude ou plutôt

l'eau de Vichy dans ces cas ? Est-ce par une action directe de l'eau minérale sur la fonction glycogénique ? Nous avons rapporté les remarquables expériences de Pavy qui pourraient porter à admettre cette explication. Mais ces expériences auraient besoin d'être répétées et contrôlées. De plus elles ont été faites sur des foies soustraits de la cavité abdominale, après la mort, et, malgré leur importance, elles laissent trop de prises à la critique pour permettre d'asseoir une opinion scientifique et rationnelle.

C'est dans l'action des alcalins sur la nutrition que nous devons chercher cette explication.

Chez le diabétique, la proportion d'urée et de chlorure de sodium excrétés est augmentée, en même temps que la quantité d'oxygène est diminuée. Il est permis de supposer alors que la même cause, qui produit du sucre en excès, produit aussi l'urée en excès. Aussi si l'on donne un médicament capable d'augmenter encore la proportion d'urée excrétée, on ne voit pas bien le bénéfice qu'on en pourrait tirer. On comprendrait mieux qu'on fasse usage des médicaments oxydants si, à côté de l'urée diminuée, on trouvait, au contraire, augmentées les proportions d'acide urique et d'urates, de créatinine, de xanthine et d'hypoxanthine.

Si l'on donne de l'eau de Vichy, dans le diabète, à doses suffisantes, on voit diminuer la proportion d'urée excrétée et le diabétique se rapproche ainsi de la vie physiologique. Mais, en même temps que l'urée diminue sous l'influence de l'eau minérale, le sucre et le chlorure de sodium diminuent aussi, et

7

c'est là, croyons-nous, un fait très-important. En effet, il y a une sorte de corrélation entre ces trois termes : sucre, urée et chlorure de sodium augmentés dans les produits d'excrétion.

Tout porte à penser qu'il y a entre ces trois substances, une liaison qui n'est pas bien connue, mais qui existe cependant, et nous citerons, à cet égard, l'opinion d'un homme dont on ne contestera pas la compétence en chimie physiologique : « Le chlorure « de sodium, » dit Lehmann, « forme avec l'urée et « le glucose des combinaisons définies: d'où résulte « que ces deux substances sont toujours accompa- « gnées d'une certaine quantité de chlorure de so- « dium. *Il serait possible que ce sel contribuât jusqu'à* « *un certain point aux transformations du sucre et* « *à la formation de l'urée.* »

Or nous voyons que l'eau de Vichy et le bicarbonate de soude pris à certaines doses diminuent à la fois chez le diabétique le sucre, l'urée et le chlorure de sodium.

Pour se convaincre de la vérité de ce que nous avançons, le lecteur n'a qu'à se reporter aux tableaux de Gœthchens, on y verra que l'homme sain soumis au même régime que le diabétique a perdu de son poids sous l'influence du bicarbonate de soude, tandis qu'au contraire, le diabétique augmentait de poids. Chez l'homme sain l'urée avait diminué, les combustions s'étant ralenties, tandis que, chez le diabétique, l'urée avait aussi diminué en même temps que le sucre et le chlorure de sodium parce que les transformations, le dédoublement des matières protéiques de l'organisme avaient diminué, aussi. De là une augmentation de poids. Les échanges nutritifs du diabétique auront donc été modifiés d'une façon favorable.

Le sucre diminuant, la soif s'est calmée, et alors la température du diabétique s'est élevée, parce que l'organisme n'avait plus à suffire à la déperdition de chaleur qu'amènent cette énorme ingestion d'eau ; la transpiration cutanée, qui est le symptôme le plus . difficile à rétablir dans cette maladie, s'est réveillée, traduisant ainsi l'influence de la médication sur la circulation périphérique, et alors on peut comprendre que la circulation générale, reprenant de son activité, la quantité d'oxygène inspirée puisse augmenter.

Il reste à se demander si toutes les formes du diabète sont également influencées par la médication thermale. En examinant le tableau emprunté à M. Durand-Fardel, on peut se convaincre que non. M. Hirtz dit que le régime hygiénique seul, suspend momentanément la glycosurie. Le fait est vrai, mais seulement chez les malades qui font du sucre aux dépens des substances amylacées. C'est à des cas semblables, sans doute, que s'adresse la critique de Griesinger et de Hirtz. Dans ces cas en effet, l'eau de Vichy est encore utile, mais à petites doses ; elle active la digestion et produit alors une activité plus grande des oxydations.

Mais, quand il s'agit de diabétiques qui font du sucre en dépit de la diète amylacée, qui le font en convertissant en sucre les aliments azotés (et Griesinger a montré que les 3/5 des matières albuminoïdes contenues dans la viande pouvaient se transformer en sucre), et quand il s'agit encore de diabétiques qui font ce sucre aux dépens de leur propre substance par une sorte d'*autophagie*, la médication alcaline reprend tous ses avantages, en s'opposant, sans doute, par une action qui nous échappe dans ses détails, à la conversion des substances protéiques en urée, en sucre, et en chlorure de sodium. Rappelons encore l'opinion de Heynsius touchant le dédoublement de la matière glycogène du foie en sucre, et en une substance qu'il a appelée *mère de l'urée*.

La médication thermale s'appliquera-t-elle aussi heureusement à toutes les périodes de la maladie? Nous ne le pensons pas.

Là encore il y a une question d'indication et de contre-indication à saisir, et par conséquent aussi une question de doses.

Si l'eau de Vichy, à doses relativement élevées, peut être prescrite dans les premières périodes de la maladie, alors que l'organisme peut encore supporter cette multiplicité d'échanges moléculaires, dans les dernières périodes de la maladie, quand la cachexie diabétique, malheureusement bien plus réelle que la cachexie alcaline, s'est montrée et domine la scène pathologique, il faut user d'une grande prudence dans l'emploi du médicament, et ne prescrire que des doses très-modérées. Notre expérience personnelle sur ce point confirme entièrement l'opinion du professeur Jaccoud.

On le voit donc, la question des doses à employer est capitale dans le traitement du diabète. L'eau de Vichy n'est pas un médicament banal dont on puisse sans inconvénient user et abuser. C'est un médica-

ment très-actif, et la question des doses ne peut
être traitée qu'au point de vue particulier de chaque
état morbide pris en lui-même, chez chacun des
malades soumis à l'eau de Vichy.

Ce n'est plus avec un papier de tournesol ou avec
une formule empirique qu'il faut vérifier les résultats
obtenus, mais avec le contrôle que nous donne la
diminution du sucre, de l'urée, du chlorure de sodium, et le degré de résistance de l'individualité
pathologique, chez chacun des malades, aux causes
d'usure et de désassimilation produites par la maladie, et à l'action du médicament.

Quand on croyait que les alcalins étaient des médicaments spoliateurs, favorisant les combustions
organiques, augmentant l'urée, la température, le
poids du corps, on employait l'eau de Vichy, et l'observation clinique justifiait cet emploi.

Aujourd'hui que des expériences précises ont montré que ces effets ne s'obtenaient pas toujours, que
les alcalins modéraient la nutrition, à hautes doses ;
cette médication, si elle avait été sans valeur, eût
été entraînée par la chute de la théorie. Mais l'observation clinique garde toujours ses droits. L'eau
de Vichy est, de tous les médicaments, celui qui
réussit le mieux dans le diabète, et, si le malentendu
existait entre la physiologie expérimentale et la clinique, ce ne pouvait être que d'une façon passagère.
Ces deux facteurs de la science médicale moderne
ne peuvent être que dans un désaccord passager,
et le progrès en médecine consiste en leur accord
parfait.

Ces idées, nous les avons puisées, du moins en

partie, dans les leçons de nos maîtres, et surtout du professeur G. Sée ; mais l'interprétation que nous donnons de l'action des alcalins, fût elle démontrée fausse et renversée, ce qu'on ne renversera pas, ce qui résistera à la chute de toutes les théories, c'est l'action salutaire de l'eau de Vichy dans le diabète, prouvée par l'observation clinique de plusieurs générations médicales.

III

DIATHÈSE URIQUE

Sous le nom de diathèse urique, on entend un état pathologique caractérisé par la présence en excès, dans le sang, de l'acide urique.

Nous avons déjà dit que l'acide urique et les urates étaient des produits de la combustion des matériaux azotés qui représentaient un degré moins avancé d'oxydation que l'urée.

Comme pour le sucre, nous nous trouvons en présence de deux hypothèses : ou bien cet excès d'acide urique reconnaît pour causes une exagération de sa production normale, ou un obstacle à son excrétion, alors même qu'il serait produit en quantité normale.

Disons, de suite, que cette seconde hypothèse, soutenue surtout par Garrod, avait conduit à admettre une lésion particulière du rein ; mais la

lésion rénale est bien plutôt l'effet que la cause de
cette non-élimination, excepté dans d'autres états
pathologiques du rein dus à de tout autres causes:
la maladie de Bright, par exemple.

L'exagération dans la formation normale de l'acide
urique peut être attribuée à ce que les matériaux
azotés de l'alimentation sont en trop grande proportion pour pouvoir être amenés au degré le plus complet de l'oxydation; ou bien encore à ce qu'il
existe un trouble dans la fonction respiratoire, et,
alors, l'oxygène étant en moindre quantité, la combustion ne se fait pas complétement; enfin, on peut
encore attribuer cette exagération à des lésions des
organes dans lesquels se forme l'acide urique.

Quels sont les effets de la diathèse urique?

Ce produit excrémentitiel peut, en raison de son
augmentation dans le sang, passer en excès dans les
urines et être éliminé; mais, au lieu d'être éliminé,
il peut, sous forme d'urates, se concréter et consti-
tuer la gravelle rouge, la gravelle urique; ou bien
encore, l'acide urique peut séjourner dans l'organisme en se fixant sur certains organes, en y créant
des dépôts, et constitue alors la goutte; ou enfin,
tout en restant dans le sang, l'acide urique peut
produire une foule de lésions, en apparence les plus
diverses, mais qui restent au fond sous la dépendance étiologique de la diathèse urique; c'est cet
état qu'on a appelé arthritis, goutte anormale, etc.

En résumé, un trouble profond de la nutrition, qui
a pour effet un excès de production d'acide urique,
constitue la diathèse urique. Le fait principal, dans
cet état morbide, est donc la présence de l'acide uri-

que. Mais d'où vient cet acide urique ? A-t-il uni-
.quement pour générateurs les aliments azotés ? Il n'en
est rien et sous une forme saisissante Bence Jones (1)
a bien défini cette production. « D'une manière gé-
.« nérale, on peut dire que toutes les substances
.« albuminoïdes qui font partie de l'alimentation,
« qu'elles soient d'origine végétale ou animale, avant
« d'être expulsées de l'économie, passent par l'état
« d'acide urique. Une molécule d'albumine, absor-
« bée dans le sang, peut devenir partie intégrante
« d'un organe et servir aux fonctions de la vie ; puis
.« alors, subissant une transformation, être changée
.« en acide urique, puis en urée et acide oxalique,
« et enfin en urée, acide carbonique et eau ; ou bien
« encore, la molécule albumineuse, parcourant un
« cercle plus restreint et sans entrer dans la com-
« position d'un organe ou d'un tissu, peut être trans-
« formée en acide urique, et enfin être expulsée au
« dehors sous forme d'urée, d'eau et d'acide carbo-
« nique. Ainsi l'acide urique peut avoir deux ori-
« gines : 1° les aliments ; 2° les tissus. »

Pourquoi dans certains cas de diabète, la molécule albumineuse se transforme-t-elle en sucre et en
urée ? pourquoi, dans la diathèse urique, se transforme-t-elle en acide urique ? La question est loin d'être
résolue ; mais il faut bien admettre qu'il y a dans les
deux cas une déviation dans la désassimilation, dont
la cause première nous échappe à peu près complétement.

Quand on admettait, comme Petit, que la cause

Goutte.

(1) *Loc. cit.*

de la goutte consistait en un excès d'acide urique dans le sang, les effets de la médication alcaline s'expliquaient aisément ; mais il faut bien croire que la question est plus complexe, et que l'acide urique est l'effet et non la cause de la maladie ; aussi est-ce encore à l'influence des alcalins sur la nutrition qu'il convient de demander la raison de leur emploi.

Nous n'entrerons pas, sur cette question très-délicate, dans la discussion des modalités cliniques de la goutte et dans les moyens divers à leur opposer. Il y a là encore, pour le médecin de Vichy, une grande difficulté de pratique à résoudre pour chaque malade, et c'est dans l'examen attentif de chaque cas en particulier, qu'il faut instituer le traitement thermal. Il est certain que beaucoup de goutteux trouvent à Vichy la meilleure médication possible. L'observation clinique le prouve.

Dans l'exposé que nous venons de faire de la diathèse urique, nous avons vu que, par suite d'une perturbation nutritive, il y avait dans le sang un excès d'acide urique et que, dans la goutte, cet acide se fixait sur certains organes, sous forme de dépôts. La médication thermale de Vichy agit-elle en empêchant la formation de l'acide urique, ou bien est-ce sur ces urates qu'elle produit son effet unique ?

C'est surtout en agissant sur les phénomènes intimes de la nutrition qu'agit, selon nous, l'eau de Vichy, et, au fond, l'indication est la même que dans le diabète. Si, à un goutteux, on refuse des aliments azotés, il n'en continuera pas moins à faire de l'acide urique ; c'est que le goutteux fait son acide urique comme le diabétique fait son sucre, c'est-à-dire aux dépens des tissus même de son corps, et ce qui est remarquable, en effet, c'est que l'urée paraît ne pas diminuer dans cette maladie. Dès lors comment considérer l'acide urique comme un simple produit de combustion de la molécule albumineuse ? Si cette substance tirait son origine d'une oxygénation imparfaite, il semble que l'urée dût diminuer en proportion de l'augmentation de l'acide urique. Mais il y a *autophagie* dans la goutte comme dans le diabète.

C'est pourquoi l'eau de Vichy devra s'opposer à ce dédoublement de la molécule protéique comme il s'opposait à son dédoublement dans le diabète.

Quand, dans nos fascicules ultérieurs, nous montrerons la coïncidence du diabète et de la goutte, nous verrons aussi que la médication thermale aura, dans cette forme, il est difficile de dire, de diabète plutôt que de goutte, une action thérapeutique manifeste et signalée par tous les auteurs. C'est que, sans doute, dans ces cas, l'eau de Vichy aura placé l'organisme dans des conditions telles que ces transmutations moléculaires diminuent ou cessent.

Dans la goutte, comme dans le diabète, on verra, sous l'influence du traitement thermal, la digestion régularisée, les fonctions de la peau et des reins activées, et par conséquent, tout en diminuant les échanges moléculaires, ce traitement ramènera, par toutes ces actions, l'organisme, d'un état pathologique, c'est-à-dire d'une déviation d'une fonction physiologique, à un état normal et physiologique.

Si, dans un verre contenant un liquide alcalin, du

bicarbonate de soude, par exemple, on verse une certaine quantité d'acide urique, et surtout si l'on chauffe,
on voit la dissolution se produire immédiatement.

On avait espéré produire cette dissolution dans
l'organisme lui-même; l'espérance n'a pas toujours
été justifiée par les faits; cependant il n'est pas non
plus parfaitement établi que des concrétions ne
puissent être dissoutes par des liquides alcalins.

CHAPITRE III

DE LA MÉDICATION THERMALE

Nous avons constamment traité de l'action physiologique et thérapeutique du bicarbonate de soude et de l'eau de Vichy, afin de bien préciser le rôle du principal constituant de l'eau minérale ; mais nous devons encore ajouter quelques considérations sur les avantages produits par la cure à Vichy, et nous trouverons dans le traité thérapeutique des eaux minérales de M. Durand-Fardel les éléments de cette appréciation. En effet, le traitement thermal reconnaît trois éléments principaux :

L'eau minérale, ou l'agent médicamenteux qui se trouve mis en jeu ;

Les éléments balnéo-thérapiques qui multiplient les formes sous lesquelles les eaux minérales peuvent être administrées ;

Les conditions hygiéniques particulières rencontrées par les malades.

Deux éléments doivent être pris en considération dans l'appréciation des effets de la médication thermale de Vichy : ce sont, d'une part, la thermalité, d'autre part, la présence d'une quantité notable d'acide carbonique libre.

Quel rôle peut être attribué à la thermalité des sources de Vichy? Ce qui peut être attribué à cet élément est certainement une plus grande facilité d'absorption. La température de l'eau chargée de sels, comme Graham l'a démontré, augmente du double sa puissance dyalitique; on comprend donc la facilité avec laquelle l'eau de Vichy est absorbée, grâce à cette élévation de la température, et la spécialisation d'action des différentes sources de Vichy, y trouve, sans doute, une partie de son interprétation.

Quant à l'acide carbonique libre, non-seulement il maintient par sa présence les bases contenues dans l'eau de Vichy à l'état de dissolution (nous avons vu en effet qu'elles s'y trouvaient à l'état de bicarbonates); mais, de plus, il n'est pas téméraire, croyons-nous, de rapporter certaines propriétés de l'eau minérale à la présence de ce gaz. Les recherches de Brown-Sequart, de Cyon, semblent attribuer à ce corps des propriétés excitantes, et l'on sait que, dans certaines circonstances, l'eau de Vichy favorise les congestions encéphaliques ou autres. N'y a-t-il pas là une part à faire à l'action de ce gaz? De plus l'acide carbonique paraît jouir de certaines propriétés analgésiques qui aident l'action principale du bicarbonate de soude dans certaines dyspepsies à forme gastralgique.

En étudiant plus en détail du traitement de chaque maladie, nous reviendrons sur ces particularités, au point de vue de la spécialisation des sources.

II

LA CACHEXIE ALCALINE

Après avoir étudié l'action physiologique de l'eau de Vichy et avoir montré par quelques exemples les applications thérapeutiques qu'on en peut déduire, nous devons nous demander en quoi consiste l'anémie et la cachexie alcalines, et quelles sont les observations qui existent dans la science à ce sujet.

Or, pour ce qui regarde la cachexie alcaline, il n'en existe d'autres preuves que les affirmations de certains auteurs.

Les seules observations de cachexie alcaline bien établies jusqu'à présent sont celles des chiens de Magendie; mais, sur l'homme, on n'a pas établi de fait. Il en valait cependant la peine, et, puisqu'on parlait de cachexie alcaline, il aurait été utile d'en montrer des exemples.

Cependant nous croyons que l'eau de Vichy, prise trop longtemps, à des doses très-fortes, peut amener des troubles de la nutrition, et par conséquent de l'anémie. Mais il n'est aucun des agents modificateurs de la nutrition qui ne puisse devenir dangereux s'il est mal administré, et il y aurait à établir autant de classes d'anémies qu'il y a de médicaments, si l'administration en était laissée aux caprices des malades. Du zèle intempestif des buveurs d'eaux qui

ont peine à s'imaginer que de l'eau minérale naturelle soit aussi active qu'un médicament quelconque,
et qui, comme on le voit quelquefois, mettent une
sorte de point d'honneur à absorber et à supporter
de hautes doses d'eau de Vichy, il serait absurde
d'en conclure contre le médicament lui-même. Si la
médication produit de l'anémie chez certains malades, cela prouve simplement la nécessité d'une médication bien dirigée et appliquée à chaque cas particulier.

Mais cette anémie est-elle donc si commune? Les
excès des buveurs d'eaux amènent-ils donc toujours
un trouble de la nutrition? D'Arcet avait déjà remarqué que les ouvriers occupés à réduire en poudre, à
mélanger et à embariller les sels de Vichy, n'éprou-
vaient aucune incommodité, et cependant ils respi-
rent et ils avalent assez de sels de soude pour que
leur urine présente toujours une réaction alcaline.

Nos confrères de Vichy, de Vals, ont rassemblé
un grand nombre d'exemples d'individus qui absorbaient de très-hautes doses d'eaux minérales sodiques, et pendant longtemps, sans non-seulement devenir cachectiques, mais même anémiques.

De plus qui, mieux que les médecins de Vichy,
pourrait constater ces troubles nutritifs? Récuse-
ra-t-on leur témoignage?

Quand on voit des hommes de la valeur scientifique
de Prunelle, de M. Durand-Fardel, ne pas admettre
cette anémie comme résultat, dans la plupart des
cas, de la médication thermale de Vichy, on est
surpris du succès de la campagne de Trousseau
contre Vichy. Seulement, il faut bien remarquer

que, d'une part, il préconisait en même temps Pougues, et que, d'autre part, il avait surtout en vue les excès de la méthode de Petit dans le traitement de la goutte. Il avait reconnu la valeur de la médication alcaline dans une foule d'autres cas. Ses successeurs ont eu le tort de généraliser l'attaque.

En résumé, pour nous, l'anémie peut être théoriquement produite par une médication mal dirigée, par une administration intempestive ou exagérée de l'eau de Vichy et de tous les modificateurs de la nutrition ; mais, pratiquement, nous affirmons que l'anémie alcaline est d'une rareté excessive, si tant est qu'elle existe ; quant à la cachexie alcaline, nous ne l'admettons que comme un fait expérimental, prouvé par les injections de hautes doses d'alcalins dans le sang, et qui est du ressort de la toxicologie; car, sur l'homme, dans les conditions habituelles et normales d'absorption des médicaments, cette cachexie n'a jamais été établie.

TABLE DES MATIÈRES

861.77. — Boulogne (Seine). — Imprimerie JULES BOYER.

www.ingramcontent.com/pod-product-compliance
Lightning Source LLC
Chambersburg PA
CBHW071207200326
41519CB00018B/5413